Johann Schmid **SPRECHSTUNDE NATURARZT**

SPRECHSTUNDE NATURARZT

Ein Plädoyer für die Ganzheitliche biologische Medizin

Johann Schmid
kant. appr. dipl. Naturarzt

APPENZELLER VERLAG

Die in diesem Buch enthaltenen medizinischen Informationen sind kein Ersatz für Diagnose und Behandlung durch eine Fachperson. Autor und Verlag raten allen Patienten mit Krankheitssymptomen, sich an eine medizinische Fachperson zu wenden. Das vorliegende Buch ist sorgfältig erarbeitet worden. Dennoch erfolgen alle Angaben ohne Gewähr. Weder Autor noch Verlag übernehmen für eventuelle Nachteile oder Schäden, die aus den im Buch gemachten praktischen Hinweisen resultieren, eine Haftung.

Satz und Druck: Appenzeller Druckerei, Herisau
Umschlagbild und Gestaltung: Anna Frei
Bindung: Schumacher AG, Schmitten
ISBN: 3-85882-408-9
www.appenzellerverlag.ch

LEXIKON FÜR LAIEN UND THERAPEUTEN Es gibt eine Vielzahl von Büchern, die bestimmte Teilbereiche der Ganzheitlichen biologischen Medizin beschreiben, doch kein Autor hat meines Wissens sich die Mühe genommen, diesen wichtigen Teil der heute möglichen Behandlungen auch für Laien so leicht verständlich zu gestalten. Besonders hervorheben möchte ich auch seine flüssige Schreibweise und den Verzicht auf Fremdwörter. Es ist bekannt, dass die «normale» Medizin, sprich die Schulmedizin, und die biologische Medizin, sprich die Naturheilkunde, teilweise sehr kontroverse Meinungen über die einzelnen Therapieformen haben und entsprechend jeder Autor die anderen als unzureichend, ja sogar schädlich bezeichnet. Hier hat der Autor eine bestimmte, jedoch tolerante Haltung eingenommen. Das ist lobenswert, denn das Beste für den einzelnen Patienten wäre eine Symbiose beider Therapiearten, mindestens eine gegenseitige Anerkennung. Damit wäre es für den Patienten leichter im Einzelfall, so zum Beispiel im Falle einer Krebserkrankung, diese zu kombinieren.

Es darf aber nicht vergessen werden, dass dieses Buch ohne Weiteres als ein Handbuch für den Laien oder für den Anfänger gelten darf und zugleich viele Anregungen bietet.

Wer Johann Schmid kennt, weiss, dass er mit Genauigkeit und viel persönlichem Einsatz die einzelnen Kapitel bearbeitet hat. Seiner charakterlichen Stärke ist es zu verdanken, dass daraus kein Buch der Selbstdarstellung wurde. Seine Ansichten zu Problemfragen – wie sollte diese oder jene Impfung vorgenommen werden, was ist mit Stillen oder wie geht man mit dem Altern um – werden klar, deutlich und leicht verständlich beschrieben. Ebenso wird der inhaltliche Schwerpunkt, der die Umweltgifte allgemein und in der Nahrung thematisiert, ausführlich und gut verständlich abgehandelt.

Etwas ist dem Autor gut gelungen und dafür möchte ich ihm persönlich besonders danken: Um als Kranker oder wenigstens chronisch leidender Mensch über die Ganzheitsmedizin gesund, besser gesünder zu werden, ist der Einzelne mit seinem persönlichen Einsatz verantwortlich. Solange man nur zu den Therapievorschlägen nickt und sie nicht an sich selbst umsetzt, darf man keinen Therapieerfolg erwarten. Diesbezügliche Hinweise kann man in vielen kleinen Vorschlägen sehen.

Das Buch stellt ein kleines Lexikon aller gängigen und in einer Praxis vorkommenden Krankheiten und Probleme dar und ist sicher ein guter und wertvoller Leitfaden für Laien sowie angehende Therapeuten, die in die Ganzheitliche Medizin einsteigen.

Mit herzlichem Dank für die Mühe und viel Freude beim Lesen

Salzburg, Mai 2005

Dr. Konrad Werthmann
Kinder- und Allgemeinarzt

DIE AKTIVE ROLLE DES PATIENTEN Das vorliegende Buch erscheint in einer Zeit, in der mit vielen Emotionen die so genannte Schulmedizin und die Komplementärmedizin miteinander verglichen und gegeneinander ausgespielt werden. Die Fortschritte und die Erfolge der klassischen Medizin sind unbestritten. Aber auch die vielen noch offenen Fragen, die Misserfolge, die zahlreichen unerwünschten Nebenwirkungen der eher symptombezogenen, schulmedizinischen Medikamente und Massnahmen sind den meisten Patienten aus eigener Erfahrung bekannt.

Demgegenüber ist der Wunsch vieler Patienten nach einer körperfreundlicheren, ursachenbezogenen Medizin intensiver denn je. In den letzten Jahrzehnten wurden beispielsweise gerade im Bereich der orthomolekularen Medizin, wo das harmonische Zusammenfunktionieren von Ernährung, Mikronährstoffen (Spurenelementen, Mineralstoffen, Vitaminen, Amino- und Fettsäuren), aber auch von toxikologischen Aspekten (der Einfluss von körperfremden Substanzen) auf unser Stoffwechsel-Gleichgewicht im Mittelpunkt steht, grosse Fortschritte hinsichtlich guter, wissenschaftlicher Studien und Erfahrungen gemacht. Man kann zeigen, dass man mit einfachen, physiologischen, körperfreundlichen, kostengünstigen Substanzen und Massnahmen sowohl in der Prävention wie auch in der Therapie bei einfachen, aber auch schweren alltäglichen Krankheitsbildern gute bis sehr gute Erfolge erzielen kann.

Eine noch erfolgreichere, physiologischere und kostengünstigere Medizin wird in der Zukunft in die Richtung gehen müssen, dass das «Entweder-Oder-Verhalten» auf beiden Seiten überdacht wird und die Stärken aller wissenschaftlich betriebenen Disziplinen zum Wohle des Patienten synergetisch zusammengelegt werden.

In der Zukunft muss aber auch der Patient eine aktivere Rolle spielen. Er darf die Verantwortung für seine Gesundheit nicht delegieren – weder an den Arzt, noch an die Krankenkasse. Der moderne Mensch sollte aktiv seine Gesundheit pflegen – also genau in den Jahren und Jahrzehnten, wo es einem gut geht und sich keine Schmerzen und Krankheiten zeigen. Aber auch dann, wenn sich gesundheitliche Probleme einstellen, sollte sich der Patient für seine Gesundheit interessieren, sich informieren, sich mit seiner Krankheit beschäftigen und mit den medizinischen Fachleuten eigenverantwortlich zusammenarbeiten.

All diese Punkte beinhaltet das Buch von Johann Schmid. Es ist dem Buch zu wünschen, dass es von möglichst vielen Leuten gelesen wird.

Rapperswil, Juli 2005

Hugo Schurgast
Eidg. dipl. Apotheker
wissenschaftlicher Leiter, Antistress AG,
Gesellschaft für Gesundheitsschutz

KRANKHEITSURSACHEN

GESUNDHEIT VON A BIS Z

GESUNDHEIT UND VERANTWORTUNG Das, was sich die Menschen am meisten wünschen, ist eine gute Gesundheit! Doch die wenigsten sind sich bewusst, dass an der Gesundheit aktiv gearbeitet werden muss. Wenn ich sehe, wie samstags viele Männer ihre Autos putzen, den Innenraum saugen, andächtig den Lack polieren, muss ich davon ausgehen, dass das Auto das Wertvollste in ihrem Leben darstellt. Wenn jeder Einzelne nur einen Bruchteil der Zeit, die er für seine Hobbys investiert, in seine Gesundheit investieren würde, so hätten sehr viele Menschen eine bessere Lebensqualität. Denn das Wertvollste, das jeder Einzelne besitzt, ist nicht sein Auto, sondern seine Gesundheit.

Echte Lebensqualität haben wir nur mit einer guten Gesundheit. Gesundsein ist für die meisten aber eine Selbstverständlichkeit. Erst wenn sie krank sind, merken die Leute, dass sie das Wertvollste verloren haben, und erst jetzt interessieren sie sich für das Verlorene. Also sollte ein jeder Mensch auf seine Gesundheit achten, solange er noch gesund ist.

Sie fragen sich jetzt sicher, auf was Sie achten sollen, damit Sie gesund bleiben. Wichtig ist zu wissen, dass jede Krankheit eine Ursache hat. So ist vorbeugen wesentlich besser als heilen! Eine effiziente Vorbeugung betreiben kann jeder, aber heilen kann niemand.

Wer krank wird, rennt sofort zum Arzt. Dies in der Erwartung, dass der Krankheitsfachmann die verlorene Gesundheit sofort wieder herstellt. Aber die Enttäuschung für den Kranken ist riesig, wenn er plötzlich feststellt, dass er nicht alleine krank ist, sondern dass immer mehr Menschen an irgendeiner Krankheit leiden. Er beginnt zu zweifeln, überhaupt wieder gesund werden zu können.

Tatsächlich sind immer mehr Menschen krank. Die Ursache liegt darin, dass die moderne Medizin sich vor allem um die Behandlung der Krankheiten bemüht, dabei aber die Erforschung der Ursachen vernachlässigt. Wenn schon Ihr Arzt die Ursache Ihrer Krankheit nicht kennt, so müssen Sie mindestens ansatzweise über die Ursache Bescheid wissen.

Ein viel grösseres Problem beim Gesundwerden ist die Tatsache, dass die Medizin und die Pharmaindustrie nur mit kranken Menschen Geschäfte machen können! Wieso sich also das gute Geschäft vermiesen, indem man aus Kranken Gesunde macht?

Was bringt den Doktor um sein Brot?
a) die Gesundheit
b) der Tod
Drum hält der Arzt, auf dass er lebe,
uns zwischen beiden in der Schwebe.
Eugen Roth

Es ist also an der Zeit und von grösster Wichtigkeit, dass jeder Mensch Verantwortung für seine eigene Gesundheit übernimmt. Das heisst insbesondere sich informieren. Zu keiner Zeit standen dem Menschen derart viele Möglichkeiten offen, sich zu informieren, wie heute. Selbstbewusste, moderne Menschen sind informierte Menschen. Aber nicht nur Information ist wichtig, sondern ebenso eine kritische Haltung gegenüber der Medizin. Prävention heisst die Devise: Krankheiten verhindern, spart Kosten, Ärger, Leid und viel soziales Elend. Nehmen Sie Ihre Gesundheit in Ihre eigenen Hände!

Heiden, im Sommer 2005 Johann Schmid

KRANKHEITSURSACHEN

Die Krankheitsursachen lassen sich in drei Gruppen einteilen: Ernährung, Umwelt und Lebensumstände.

Die ernährungsbedingten Ursachen sind die häufigsten. In meiner Praxis machen sie 60 Prozent aus. Umso unglaublicher ist es, dass die meisten Menschen, aber auch die Mehrheit der Ärzte dieser Ursache keinen Wert beimessen. Wie kann denn die Nahrung für meine Kniearthrose verantwortlich sein, wo doch das Knie so weit vom Magen entfernt liegt? Dummheit oder einfach Nicht-Wissen-Wollen? Die ernährungsbedingten Krankheiten sind gleichzusetzen mit den Zivilisationskrankheiten.

Der Mensch hat sich bereits so weit von der Natur entfernt, dass er keine Ahnung mehr hat, wie wichtig das Zurück-zur-Natur wäre. Ein Grossteil der Nahrung ist vorfabrizierte Ware, die denaturiert, stabilisiert, pasteurisiert, homogenisiert, entkeimt und schliesslich in Plastik verpackt verkauft wird. Die Werbung gaukelt vor, diese Art der Nahrung sei wertvoll: Gesunde Milchschnitten für Kinder, Bifidusjogurt für das gesunde Darmmilieu, farbige Süssigkeiten machen Ihre Kinder froh, Milch gibt starke Knochen usw.

Nahrungsmittel haben einen Genusswert.
Haben sie dazu noch einen wesentlichen Gesundheitswert,
so werden sie erst zu Lebensmitteln!

Auf den kommenden Seiten versuche ich, mit populären Irrtümern über den Gesundheitswert einzelner Nahrungsmittel aufzuräumen. Ich bin mir bewusst, dass dies weder den Bauern, dem Bauernverband, dem Milchverband, den Metzgermeistern und der gesamten Nahrungsmittelindustrie bis hin zu den Grossverteilern gefallen wird. Doch mir geht es um gesunde Menschen und deshalb ist es dringend nötig, Aufklärungsarbeit zu leisten.

DER MYTHOS VOM EIWEISSMANGEL Eine der am häufigsten gestellten Fragen in meiner Praxis lautet: «Bekomme ich denn bei dieser Ernährungsumstellung keinen Eiweissmangel?» In der alten Ernährungslehre wurde eine tägliche Aufnahme von 110–130 g Eiweiss für notwendig gehalten. Tatsache ist aber, dass 0,5–0,7 g Eiweiss pro Kilogramm Körpergewicht absolut ausreichend ist. Den besten Beweis dafür liefert uns die Muttermilch mit einem Eiweissgehalt von ca. 1,4 Prozent. Mit diesem Eiweissgehalt verdoppelt der Säugling in einem Jahr sein Gewicht. Immer noch wird behauptet, dass Fleisch und Milchprodukte für eine gesunde Ernährung notwendig seien und den Menschen stärkten. Dabei wissen wir heute, dass viele Krankheiten aufgrund einer eiweisslastigen Ernährung entstehen.

Da Eiweisse (Enzyme) sehr viele Funktionen im Körper wahrnehmen und unentbehrlich sind, war man in der Vergangenheit ausschliesslich darum besorgt, einen Eiweissmangel zu verhindern. Ein Zuviel gab es früher kaum. Heute leben wir in einer Zeit des Eiweissüberflusses, in der zu viel Eiweiss ein grosses Problem darstellt. Trotzdem reden viele Wissenschaftler noch heute vom gefährlichen Eiweissmangel. Die Ignoranz dieser Wissenschaftler gegenüber den Übereiweissungskrankheiten in der westlichen Welt ist eine Frechheit: Das Volk wird mit Lügen manipuliert.

Das beste Beispiel ist der Knochenschwund (Osteoporose): Gerade in den Ländern, in denen sehr viele eiweissreiche, tierische Produkte wie Fleisch, Milch und Eier konsumiert werden, ist die Krankheit zu einer Volksseuche geworden. Trotzdem empfiehlt man nach wie vor als Vorbeugung gegen Osteoporose den Konsum von Milchprodukten. Viele Studien bestätigen jedoch, dass Osteoporose unter anderem auch wegen des Eiweissüberschusses im Körper begünstigt wird. Diese Übereiweissung bewirkt eine starke Übersäuerung des Körpers, der Körper wird gezwungen, die Säure mittels Mineralstoffen abzupuffern. Das Calcium aus der Milch wird nicht in die Knochen eingebaut, sondern wird zur Säureabpufferung verwendet und über die Nieren ausgeschieden. Wenn nicht genügend Mineralien zur Säurebindung in der Nahrung vorhanden sind, wird das Calcium dem grössten Mineralienspeicher des Körpers entzogen, nämlich aus den Knochen, was schliesslich zur Osteoporose führt.

DER MENSCH BRAUCHT KEINE KUHMILCH Die Milchwirtschaft ist ein Milliardengeschäft, das mittels Werbung am Leben erhalten wird und sich gleichzeitig scheinbar um die Gesundheit der Bevölkerung bemüht. Was ist nun aber in diesem Geschäft wichtiger: der Profit oder die Gesundheit der Menschen? Vor Werbung im Nahrungsmittelbereich muss grundsätzlich gewarnt werden. Glauben Sie ja nicht, dass irgendeine Industrie Interesse an Ihrer Gesundheit hat, es geht immer nur um den eigenen Gewinn.

«Milch macht starke Knochen.» Mit dieser Aussage wird manipulativ versucht, dem Menschen weiszumachen, dass starke Knochen nur mittels Milchkonsums möglich sind. Sie wissen jetzt, dass kein Calcium aus der Milch in die Knochen eingebaut wird. Und wie steht es denn mit den 65 Prozent der Erdbevölkerung, die an Lactoseintoleranz, dem Unvermögen des Verdauungstraktes, Milchzucker zu verwerten, leiden? Leidet demzufolge mehr als die Hälfte der Erdbevölkerung an Osteoporose?

Muttermilch ist bei allen Säugetieren als ein Überbrückungslebensmittel in der Säuglingszeit gedacht, bis das Säugetier (der Mensch gehört zur Gattung der Säugetiere) die ihm eigene Nahrung zu sich nimmt. Kein Säugetier nimmt nach der Säuglingszeit noch Milch zu sich, schon gar nicht Milch eines anderen Säugers. In unserer Kultur ist die Meinung verbreitet, dass ein Kind, um gross und stark zu werden, Kuhmilch trinken muss. Der Verzicht auf diesen weissen Saft bedeute eine nachteilige Lücke im Nahrungsangebot.

Hier stellt sich die berechtigte Frage: Wie konnte der Mensch überleben, als er noch keine Kuhmilch trank? Tatsächlich ist es so, dass es den Menschen in frühen Formen schon seit Millionen von Jahren gibt und erst in den letzten zirka 5000 Jahren hat er angefangen Milchwirtschaft zu betreiben.

Viele besorgte Mütter bemerken die Milchfehlernährung ihrer Kinder erst dann, wenn es zu spät ist. Über ein Drittel der Kinder reagieren auf Kuhmilch mit Krankheitserscheinungen. Da sind beispielsweise die lymphatischen Kinder, die zu Schwellungen der Lymphknoten und zu vermehrter Infektanfälligkeit neigen. Jedes dritte Kind ist heutzutage von irgendeiner Allergie geplagt. Ob die Allergie zu Asthma, Heuschnupfen, Hautausschlägen oder Verhaltensstörungen führt, Kuhmilch-Eiweiss ist immer das Primärallergen und kann demzufolge als eine der Ursachen angesehen werden.

Bei der Behandlung dieser Krankheiten ist das Weglassen der Kuhmilch und des aus ihr gewonnenen Eiweissanteils in Quark und Käse notwendig. Vielmals müssen jedoch auch andere artfremde Eiweisse weggelassen werden wie Eier, Fleisch und Fisch.

DER IRRGLAUBE VON DEN FLEISCH-EIWEISSEN Nicht nur in Milchprodukten, ebenso in Fleisch, Eiern und Fisch befinden sich Eiweisse. Diese tierischen Eiweisse werden als höherwertig bezeichnet als die pflanzlichen Eiweisse. Woher kommt dieser Irrglaube? Im Jahre 1914 machten die zwei Wissenschaftler Osborn und Mendel Fütterungsversuche an Ratten. Dabei stellten sie fest, dass die Ratten mit Ei-Eiweiss am schnellsten an Gewicht zulegten. Vor 90 Jahren gab es beim Menschen noch kaum Überernährung, viel mehr war es schwierig, genügend Nahrung zu bekommen. Demzufolge wurde diese Gewichtszunahme in der damaligen Zeit als positiv bewertet. So kam es, dass man das Ei-Eiweiss als das beste bezeichnete. Doch die Gewichtszunahme bei den Ratten sagt nichts aus über den Gesundheitszustand der Tiere.

Trotzdem wurde aufgrund dieses Versuchs eine so genannte Wertigkeitstabelle erstellt. Der Versuch wurde wiederholt und man stellte fest, dass Ratten, die mit tierischen Eiweissen gefüttert wurden, weniger lange lebten, dafür schwerer waren als die Tiere der Vergleichsgruppe, die mit pflanzlichen Eiweissen gefüttert wurden.

In der heutigen Zeit haben wir in Mitteleuropa keine Hungersnöte mehr und die finanziellen Möglichkeiten erlauben es fast jedem, sich täglich mit grossen Mengen von tierischen Eiweissen zu ernähren. Obwohl wir heute mit einer anderen Ernährungssituation konfrontiert sind, als das 1914 der Fall war, wird immer noch behauptet, dass das tierische Eiweiss für den Menschen besser sei als das pflanzliche.

AMINOSÄUREN ALS BAUSTEINE DER EIWEISSE Jedes Eiweiss ist aus 100 bis 500 einzelnen Bausteinen, den so genannten Aminosäuren, zusammengesetzt, einzelne Eiweisse sogar aus mehreren tausend. Jede Tier- und Pflanzenart besitzt spezifische arteigene Eiweissstoffe. Dies ist möglich, weil die Aminosäuren immer wieder in einer anderen Reihenfolge kombiniert werden können. Nehmen wir mit der Nahrung artfremdes Eiweiss auf, so zerlegt unser Körper es in die einzelnen Bausteine, also die Aminosäuren, und baut daraus seine eigenen Eiweisse auf.

Lange Zeit wurde behauptet, dass nur in den tierischen Produkten die so genannten essenziellen (lebensnotwendigen) Aminosäuren enthalten sind. Es sei also ganz und gar unmöglich für den Menschen sich lediglich von Pflanzen zu ernähren, ohne dass er gravierende Mangelerscheinungen erleide. Es ist nicht zu verstehen, dass die Medizin, die ja eine Wissenschaft sein will, seit ihrem Bestehen viele derart unwissenschaftliche Lehrmeinungen vertrat und immer noch vertritt.

Die nachfolgende Tabelle vergleicht den Anteil von essenziellen Aminosäuren in Rindfleisch und in Blattgemüse:

	Arginin	Histidin	Lysin	Tryptophan	Phenylalanin	Cystin
Rindermuskel	6, 70	2, 52	7, 05	1, 13	4, 26	1, 13
Blattgemüse	6, 09	1, 82	4, 96	1, 65	3, 91	1, 74

	Methionin	Threonin	Leucin	Isoleucin	Valin
Rindermuskel	2, 87	4, 0	6, 7	5, 48	5, 04
Blattgemüse	2, 0	3, 5	9, 58	4, 69	5, 21

Wer nun die Zahlen vergleicht, der sieht leicht, dass die Behauptung, nur im Fleisch seien essenzielle Aminosäuren enthalten, falsch ist.

Wer heute als Spitzensportler tätig ist und Erfolg haben will, ist gut beraten, wenn er eine Ernährung mit möglichst wenig tierischen Eiweissen wählt. Eine Studie von Dr. Josefa Ioteyko von der Académie de medicine in Paris durchgeführt, zeigt ein interessantes Ergebnis: Ioteyko verglich in zahlreichen Tests die Ausdauerwerte von Vegetariern und Fleischessern aus den unterschiedlichsten Bevölkerungsschichten. Die Vegetarier hatten durchschnittlich eine doppelt bis dreifach so gute Ausdauer wie die Fleischesser. Noch erstaunlicher war die Tatsache, dass sie sich fünfmal schneller von Anstrengungen erholen konnten als ihre Fleisch essenden Mitstreiter.

Der amerikanische Triathlet Dave Scott hat sich intensiv mit Ernährungswissenschaft beschäftigt und kam zum Schluss, dass vegetarische Ernährung für ihn das Beste sei. Er hat den legendären Ironman-Triathlon auf Hawaii sechsmal gewonnen. In drei aufeinander folgenden Jahren hat Scott den von ihm selbst gehaltenen Weltrekord über die Distanz von 3,8 km Ozeanschwimmen, 180 km Radfahren und 42,2 km Laufen verbessert. Scott bezeichnete die Behauptung, dass Sportler, um erfolgreich zu sein, Fleisch essen müssen, als einen «lächerlichen Irrtum».

Viele Menschen in unserer Kultur glauben, dass sie sich, wenn sie Fleisch essen, wohler fühlten und gesünder seien. Umso beeindruckender finde ich die vielen Aussagen von ehemaligen Fleisch essenden Patienten, die sich nach der Umstellung auf vegetarische Ernährung erheblich vitaler, leichter und gesünder fühlen. «Wissen Sie, erst jetzt merke ich den gesundheitlichen Unterschied, ich glaube, mein vorheriger Zustand hat sich einfach so langsam und unmerklich verschlechtert», sagte mir ein 68-jähriger Patient.

In der Schweiz sitzt der Irrglaube, dass Fleisch- und Milchprodukte unabdingbar zu unserer Ernährung gehören, sehr tief. Dieses Vorurteil wird von allen Seiten gestützt, von der Milch- und Fleischindustrie kann ja kaum etwas anderes erwartet werden. Aber holt der kranke Mensch beim Mediziner Rat, also beim Fachmann für unsere Gesundheit, so hört er Aussagen wie zum Beispiel: «Ihre rheumatischen Beschwerden haben nichts mit dem Essen zu tun.» Wenn diese Meinung aber nun nicht der Wahrheit entspricht? Dann fällt es den meisten Menschen nicht leicht, gegenüber dem Arzt, dem sie über Jahren ihr Vertrauen geschenkt haben, nun plötzlich eine kritische Haltung einzunehmen.

Mir geht es in meinem Buch nicht darum, den Vegetarismus zu preisen, sondern ich möchte, dass die Volksgesundheit erhöht wird. Es ist nicht so, dass alle Krankheiten einfach durch das Weglassen von Fleisch oder Milch geheilt werden können. Unsere Zivilisationskrankheiten sind nicht nur durch den Genuss von Fleisch bedingt, sondern vielmals ist Vitalstoffmangel mit eine Ursache. Der Genuss einer naturbelassenen Vollwertnahrung ist die beste Voraussetzung, um gesund zu bleiben. Ist der Mensch aber erst einmal erkrankt, muss ich als gewissenhafter Naturarzt in der Therapie nicht nur die richtigen Medikamente abgeben, sondern dem Patienten eine strikte Ernährungsumstellung begreiflich machen. Nur so ist es möglich, dass der kranke Körper wieder seine Regulationsfähigkeit oder Selbstheilungskräfte erlangen kann.

ZUCKER IST EIN VITAMIN-B-KILLER Es gibt verschiedene natürliche Zuckerarten und daneben gibt es die isolierten Zuckerarten, die in der Fabrik mit physikalischen und chemischen Methoden produziert werden. Der weisse Zucker, der im Haushalt Verwendung findet, ist der so genannte Rohrzucker (Saccharose). Die Bezeichnung Rohrzucker bedeutet nicht, dass der Zucker aus Zuckerrohr hergestellt ist, sondern ist eine chemische Bezeichnung. Der Rohrzucker besteht aus einem Molekül Traubenzucker und aus einem Molekül Fruchtzucker (Disaccharid). Weitere bekannte Zuckerarten sind Milchzucker und Malzzucker. Die zusammengesetzten Zuckerarten werden hochmolekulare Kohlenhydrate und die aus einer Zuckerart niedermolekulare Kohlenhydrate genannt. Aber nur die Monosaccharide werden von der Darmwand aufgenommen.

Alle hochmolekularen Kohlenhydrate, zu denen auch die Stärke gehört, müssen zu Monosacchariden abgebaut werden. Dieser Abbau benötigt Fermente, die vorwiegend aus Vitaminen des B-Komplexes bestehen. Wird nun Fabrikzucker konsumiert, wird dem Körper zum Abbau das Vitamin B1 entzogen, das dann für andere Aufgaben nicht mehr zur Verfügung steht. Unser Nervensystem braucht, um normal funktionieren zu können, unter anderem das Vitamin B1. Bei hohem Fabrikzuckerkonsum fehlt dem Nervensystem das Vitamin B1. In meiner Praxis stelle ich fest, dass beim Grossteil meiner Patienten Vitamin-B-Mangel vorherrscht.

Immer wieder höre ich, dass brauner Zucker besser sei als weisser. Tatsache ist, dass auch der braune Zucker keine Vitamine B1, B2, B6, Niacin, Pantothensäure und Vitamin C enthält. Geringste Mengen von Mineralstoffen und Spurenelementen sind enthalten, die aber für die Deckung des Mineralstoffbedarfs keine Rolle spielen. Nur in natürlich vorkommenden Zuckerarten sind alle nötigen Bestandteile zur richtigen Verstoffwechslung enthalten. Der Zucker ist dann jeweils Teil des Ganzen.

Der Fabrikzuckerkonsum in den industrialisierten Ländern ist riesengross und es wird immer noch sehr viel Geld in die Werbung gesteckt, um den Absatz weiter zu fördern. In vielen Fällen wird nicht direkt für Zucker geworben, doch Zucker ist der Hauptbestandteil der angeblich gesunden Produkte, die insbesondere für die Ernährung von Kindern angepriesen wird. Obwohl den meisten Menschen die Schädlichkeit des Zuckers für die Zähne bekannt ist, ist das Wissen um die vielen weiteren Gefahren des Zuckers eher klein.

«Mein Kind verlangt immer nach Süssigkeiten, also muss das ein natürliches Verlangen sein, weil dem Körper Zucker fehlt», höre ich von Müttern. Wenn das so einfach wäre! Was heisst hier «natürliches Verlangen»? Kommen denn in der Natur alle diese Süssigkeiten vor? Hier liegt ein grosser Irrtum vor. Das Verlangen nach Süssigkeiten ist ein Hinweis darauf, dass das Kind Vitamin-Mangel hat und in vielen Fällen liegt eine Störung der Darmflora und des Immunsystems vor. Es kann hier bereits von Sucht gesprochen werden. Das Verlangen nach Genussmitteln strickt ein teuflisches Netz, die Gefahr, darin hängen zu bleiben, ist gross. Nicht nur bei Kindern, auch bei Erwachsenen ist der Zuckerkonsum eine Ersatzbefriedigung. Unbefriedigende Lebenssituationen, fehlende Liebe, nicht erfülltes Geltungs- und Besitzstreben verführen zu einem billigen Ausgleich. So gesehen steht der Zucker auf derselben Stufe wie Alkohol, Tabak und andere Drogen. Der eine ersäuft seine Enttäuschung im Alkohol, andere suchen den Ersatz für die fehlende Liebe in Schokolade und Torten.

An dieser Stelle rate ich allen Eltern: Sehen Sie in der Kindererziehung von Belohnungen mit Süssigkeiten ab. Natürlich kann man im Haushalt beim Kochen und Backen die Verwendung von Zucker nicht ganz vermeiden. Aber es sollte dabei die möglichst natürliche Form gewählt werden, z. B. der Rohrohrzucker.

GANZ OHNE FETTE GEHT ES NICHT Im Allgemeinen werden Fette verteufelt und es wird überall empfohlen, sie möglichst zu meiden.

Allein jedoch die Qualität entscheidet über deren Einsatz. Über die Qualitäten und Eigenschaften der verschiedenen Fette besteht grosse Unsicherheit und Verwirrung. Grundsätzlich ist zu sagen, dass es ganz ohne Fette in der Nahrung keine gute Gesundheit geben kann. Um die Vitamine der Gruppen A, D, E und K in eine aufnahmefähige (resorbierbare) Form zu bringen, braucht es Fette.

Wir kennen gesättigte, ungesättigte und mehrfach ungesättigte Fettsäuren. Wo liegen die Unterschiede? Welche Fettsäuren sind in unserer Ernährung wertvoll? Während die Kohlenstoffatome der Fettsäureketten in gesättigten Fetten mit je einem Arm verbunden und an den übrigen Armen vollständig mit Wasserstoff abgesättigt sind, haben die energiereichen ungesättigten Fettsäuren in mehreren Kohlenstoffatomen einen Arm frei. Paarweise legen sie diese freien Arme im Ruhezustand aneinander. Sie sind aber jederzeit bereit, die dort vorhandene latente Energie einzusetzen. Diese Energie kommt einer hohen elektrischen Ladung gleich. Sie kann sich steigern, je nachdem ob ein, zwei oder drei aktionsfähige Bindungspaare vorhanden sind. Man nennt so gestaltete Fettsäuren aus diesem Grund «ungesättigt». Diese Fettsäuren wirken als negativ geladener elektrischer Pol mit vielen Elektronen. Sauerstoffatome fühlen sich von diesem elektrischen Gegenpol angezogen. Hoch ungesättigte Fettsäuren wie zum Beispiel Leinöl trocknen sehr schnell, weil sie sofort eine Verbindung mit Sauerstoff eingehen.

ÖLE Grundsätzlich wird bei Ölen, die auch Grundstoff zur Herstellung von Fetten sind, zwischen raffinierten und kaltgepressten Ölen unterschieden.

RAFFINIERTE ÖLE Zur Herstellung von raffinierten Ölen wird die Ölsaat zertrümmert und mit Benzin gemischt. Das Benzin hat die Aufgabe, die Fette zu lösen. Danach wird das Benzin mit Druckluft verdunstet und abgesaugt. Das dabei entstandene geschmack- und geruchlose Öl hat biologisch und ernährungstechnisch keinen Wert.

KALTGEPRESSTE ÖLE Kaltgepresste Öle sind hochwertige Öle. In die Deklaration «kaltgepresst» hat der Verbraucher Vertrauen. Der gesundheitsbewusste Konsument weiss, dass diese Öle ungesättigte Fettsäuren enthalten. Wie oben beschrieben, haben diese Öle eine Neigung, mit Sauerstoff eine Verbindung einzugehen. Findet diese Verbindung in unserem Körper statt, findet eine Steigerung unserer «inneren Atmung», unseres Stoffwechsels, statt. In guten kaltgepressten Ölen liegt eine grosse latente Kraft, die unserem Organismus bei den Stoffwechselvorgängen gute Dienste leistet.

Sehr wichtig bei allen kaltgepressten Ölen ist die Tatsache, dass diese Öle nie erhitzt werden dürfen. Einzelne Ölproduzenten rösten die Ölsaat vor der Pressung, um die Ölmenge zu optimieren. Auch diese Öle sind als «kaltgepresst» deklariert, obwohl sie biologisch fast wertlos sind.

Es erklärt sich von selber, dass kaltgepresste Öle nie als Bratfette verwendet werden sollten. Was in der Regel vergessen wird, ist der Umstand, dass diese Öle auch nicht der Luft ausgesetzt werden dürfen. Wenn die Hausfrau für ihre Salatsauce beispielsweise ein teures Olivenöl braucht, die Sauce aber für eine Woche zum Voraus herstellt und in einem offenen Gefäss lagert, geht das Öl mit Sauerstoff eine Verbindung ein und wird wertlos. Auch sollten kaltgepresste Öle dunkel gelagert werden, denn die Fettsäuren verändern sich unter Lichteinfluss.

Fische enthalten mehrfach ungesättigte Fettsäuren und sind deshalb wertvoll für unsere Ernährung. Werden die Fische aber gebraten oder gegrillt, gehen die ungesättigten Fettsäuren mit Sauerstoff ebenfalls eine Verbindung ein. Fische sollten demnach roh gegessen oder höchstens pochiert werden.

OLIVENÖL Vor der Pressung der schwarzen und grünen Oliven müssen diese zirka drei Monate gewässert werden. Durch die Wässerung werden Bitterstoffe entfernt. Werden die Oliven nicht gewässert, enthält das Olivenöl noch zirka 5–6 Monate Bitterstoffe. Am besten sind die Öle mit der Bezeichnung «extra vergine» oder «nativ extra». Diese werden schonend und ohne chemische Zusätze hergestellt. Es sind teure Öle und sie haben keinen Eigengeschmack. Qualitativ nicht so gute Öle weisen einen sehr intensiven Olivengeschmack auf.

RAPSÖL (KALTGEPRESST) Seit etwa 400 Jahren wird Raps in Mitteleuropa grossflächig angebaut. Raps wurde aber bereits in der Bronzezeit in den Mittelmeerländern als Öllieferant genutzt. Vor dem Pressen wird die Rapssaat gereinigt, jedoch nicht erwärmt. Nach dem Pressen (mittels Schneckenpressen) wird das Öl nur noch gefiltert. Kaltgepresstes Rapsöl schmeckt leicht nussig und hat eine goldgelbe Farbe. Kaltgepresstes Rapsöl hat im Vergleich zu anderen Ölen den geringsten Gehalt an gesättigten Fettsäuren und den höchsten Anteil an ungesättigten Fettsäuren. Besonders günstig ist das Verhältnis von Omega-3- zu Omega-6-Fettsäuren, so ist Rapsöl ein besonders gesundes Lebensmittel.

MARGARINE Mit der Margarine wollte man einen Ersatz für die Butter auf den Markt bringen. Die Margarine besteht aus pflanzlichen oder tierischen Ölen, die im natürlichen Zustand flüssig sind. Um die Margarine streichfähig zu machen, muss das Öl gehärtet werden. Im Weiteren sind Emulgatoren nötig, um die Fett-Wasser-Emulsion zu stabilisieren. Durch die Verarbeitung und den Sauerstoff im Wasser werden die ungesättigten Fettsäuren gesättigt. Da die Margarine schmecken sollte wie Butter, werden noch Geschmacksstoffe und künstliche Vitamine zugesetzt. Margarine ist ernährungsphysiologisch wertlos.

DIÄT-MARGARINE Durch ein aufwändiges Herstellungsverfahren werden hier die so genannten Trans-Fettsäuren erheblich gesenkt. Diese Margarine ist teurer, aber der normalen vorzuziehen.

BUTTER Durch die wirtschaftlich gelenkte Aufklärung der Bevölkerung bezüglich des Stellenwerts der Butter in unserer Ernährung besteht grosse Verwirrung und Unsicherheit. In der Butter wurden 76 Fettsäuren identifiziert, was bei keinem anderen Fett nur annähernd der Fall ist. Die Butter enthält 58–65 Prozent gesättigte Fettsäuren, 29–37 Prozent einfachungesättigte, 2,9–4,6 Prozent zweifachungesättigte und 0,9–2 Prozent hochungesättigte Fettsäuren. Bei der Butter braucht es keine Emulgatoren wie in der Margarine, da bei der Butter die Fettkügelchen durch eine natürliche mehrschichtig aufgebaute Membran stabilisiert werden. Hier zeigt es sich sehr schön, dass durch alle möglichen technischen Prozesse es nicht möglich ist, die Natur nachzuahmen.

Butter wird von den meisten Gallenkranken noch gut vertragen. Da die Butter aus vielen voneinander getrennten Fettpartikeln besteht und dadurch eine grosse Oberfläche entsteht, die auch bei eingeschränkter Gallensaftproduktion noch gut emulgiert werden kann. Wichtig ist zu wissen, dass Butter nicht erhitzt werden sollte. Durch die Erhitzung verlieren die Fettkügelchen die grosse Oberfläche und es entsteht eine ölähnliche Substanz, die die Gallenpatienten nicht gut vertragen.

KOKOSFETTE UND PALMFETTE Auch diese Fette – wie andere auch – haben die Eigenschaft, bei Raumtemperatur flüssig zu werden. Also werden auch diese Fette von der Industrie gehärtet. Ungehärtete sind nur schwer erhältlich.

TRANS-FETTSÄUREN Dass die gehärteten Fette für unsere Nahrung wertlos sind, weiss nicht nur die Bevölkerung, sondern mittlerweile auch die Industrie. Um weiter Gewinne realisieren zu können, muss sich die Industrie dem Wissensstand der Bevölkerung anpassen. Aus diesem Grunde wurde ein neuer Begriff geschaffen, jener der Trans-Fettsäuren. Diese Säuren entstehen, wenn ungesättigte Fettsäuren, also von Natur aus flüssige Pflanzenfette, gehärtet werden, um daraus Margarine oder hoch erhitzbare Kochfette zu machen.

Um bei der Margarine die richtige Konsistenz zu erhalten, härtet man nur einen Teil des Fettes. Das heisst, ein Teil der Margarine besteht aus ungesättigten Fettsäuren, die ja für unsere Nahrung wertvoll sind. Durch das Zusammenführen von gesättigten und ungesättigten Fettsäuren verändern sich die wertvollen ungesättigten Säuren, sie erhalten negative Eigenschaften und werden zu Trans-Fettsäuren, die gemäss der Industrie nur zu einem kleinen Bruchteil vorkommen. Auch wenn diese Trans-Fettsäuren prozentual einen kleinen Anteil ausmachen, fünf Prozent darf nicht überschritten werden, sind diese Fettsäuren in gesundheitlicher Hinsicht sehr bedenklich. Sie kommen unter anderem in Pommes frites, Schokolade, Chips, Margarine, Apérogebäck und Frühlingsrollen vor. Bei Kindern gelten die Trans-Fettsäuren als besonders gefährlich. Sie schädigen die Blutgefässe und sind teilweise die Ursache für die spätere Arteriosklerose.

In der Schweiz besteht keine Deklarationspflicht für Trans-Fettsäuren. Deshalb gilt: Industriell veränderte Fette meiden. Kaufen Sie trotzdem derartige Produkte, so werfen Sie einen Blick auf die Deklarationsliste. Hinter dem Zusatz «gehärtet» oder «zum Teil gehärtet» verbergen sich wahrscheinlich Trans-Fettsäuren.

NAHRUNGSMITTEL SIND KEINE LEBENSMITTEL Man könnte tausende von Seiten schreiben über die Ernährung, über die gesundheitlichen Auswirkungen sowie über deren ethischen, moralischen, ökologischen und ökonomischen Stellenwert. Ich will aber versuchen, den ganzen Problemkreis auf einen einfachen und begreifbaren Nenner zu bringen. Jede Leserin und jeder Leser soll sofort einen umsetzbaren Nutzen aus dem Gelesenen ziehen können.

Für den Menschen wertvolle Lebensmittel sind jene, die natürlich produziert und nicht in Fabriken hergestellt worden sind. Dabei haben pflanzliche Lebensmittel einen höheren Stellenwert als tierische Produkte. Wenn Sie das nächste Mal einkaufen gehen, so denken Sie an diese beiden Aussagen. Sie werden feststellen, dass die meisten Leute zu über 90 Prozent vorfabrizierte Halb- oder Fertigprodukte kaufen. Sie kaufen und essen also lediglich Nahrungsmittel, die wohl den Kalorienbedarf decken, jedoch keinen biologischen Wert besitzen und demzufolge keine Lebensmittel sind.

Die Ernährung des Menschen ist weltweit zu einem riesigen Geschäft geworden. Früher hatten der Einzelne oder eine Gruppe von Menschen ihre Lebensmittel selbst angebaut. Dies geschah in einem ganzheitlichen natürlichen Umfeld, die Produkte wurden meist nicht weit transportiert, in der Regel natürlich gelagert oder gleich konsumiert. Heute sind der Nahrungsanbau, die Nahrungsfabrikation und der Transport zu einem globalisierten, politisch beeinflussbaren Geschäft geworden. In diesem Geschäft geht es nicht um die Gesundheit der Menschen, sondern um die damit zu erzielenden Gewinne. Zudem wird die Lieferung von Nahrungsmitteln in der Politik als Druckmittel missbraucht. Noch nie in der Geschichte der Menschheit waren die Nahrungsmittel derart schädlich für unsere Gesundheit wie heute. Deshalb ist es an der Zeit, dass der Einzelne Verantwortung für seine Gesundheit übernimmt:

- Informieren Sie sich.
- Lassen Sie sich von der Nahrungsmittelindustrie nicht verführen und nicht manipulieren. Aussagen, diese oder jene Nahrungsmittel seien «gesund», sind vielfach Lügen der entsprechenden Lobbys.
- Hinterfragen Sie Diätempfehlungen.
- Die Medizin ist bis heute nicht der richtige Ansprechpartner, wenns um gesunde Ernährung geht.
- Bio ist nicht immer auch biologisch angebaut.
- «Hören» Sie besser auf Ihren Körper; keine Symptome zu haben, kann nicht mit Gesundheit gleichgesetzt werden.
- Lesen Sie in diesem Buch weiter, denn Vorbeugen ist besser als Heilen.

Loyalität gegenüber einer festgefahrenen Meinung
hat noch nie eine Kette gesprengt oder
eine menschliche Seele befreit.

Mark Twain

WIR RUINIEREN UNS UND UNSERE UMWELT Seit jeher gestaltet, kultiviert und verändert der Mensch die Natur, um sie für seine Bedürfnisse nutzbar zu machen. Dabei läuft er immer auch Gefahr, sich mit Eingriffen in die Umwelt selber Schaden zuzufügen. So bedroht die durch Treibhausgase angeheizte Klimaveränderung vor allem in den Küstengebieten Millionen von Menschen, beispielsweise in Bangladesch, wo der steigende Meeresspiegel und immer heftigere Wirbelstürme zu verheerenden Überschwemmungen führen. Gefährdet ist auch die Bevölkerung in weiten Teilen Afrikas. Ihrem Lebensraum droht Versteppung und Verwüstung. Aber auch bei uns in der Schweiz spüren wir die Folgen des Klimawandels, wenn der Schnee, vor allem in den tiefen Lagen der Berggebiete, immer spärlicher fällt und dadurch die Touristen ausbleiben.

Die Klimaerwärmung bedroht die natürlichen Lebensgrundlagen, verschärft soziale Spannungen, vertreibt Menschen aus ihrer Heimat und schürt dadurch gefährliche Konflikte. Zwar hat sich die internationale Staatengemeinschaft 1992 auf eine Klimakonvention geeinigt. Doch nun müsste die vereinbarte Reduktion der Treibhausgase umgesetzt werden. Dieser Prozess ist langwierig und braucht sehr viel Geduld. Trotz vielen Rückschlägen gibt es keinen anderen Weg, als unsere Verantwortung für die Zukunft wahrzunehmen und die unterschiedlichen Interessen in zähen Verhandlungen auf einen gemeinsamen Nenner zu bringen. Die Schweiz unterstützt diesen Prozess, sei es als Vermittlerin auf internationaler Ebene oder mit einer glaubwürdigen Luftreinhaltepolitik im Inland.

Bereits heute sind Auswirkungen des Klimawandels auf Flora und Fauna feststellbar. Die Pflanzen blühen in unseren Breiten deutlich früher, aber auch die Zugvögel treffen früher bei uns ein und haben ihre Brutzeit vorverlegt. Das Verbreitungsgebiet verschiedener Pflanzen- und Tierarten wird sich weiterhin polarwärts und in die Höhe verschieben und die Artenzusammensetzung verändert sich. Gewisse gefährdete Arten, deren

Lebensraum bereits stark eingeschränkt ist, werden einer weiteren Belastung ausgesetzt. Dadurch nimmt die Gefahr ihres Aussterbens zu.

Bundesrat Moritz Leuenberger

Vorsteher des Eidg. Departements für Umwelt, Verkehr und Kommunikation

Immer mehr Menschen werden in ihrer Gesundheit durch die Wetterextreme beeinträchtigt. So klagen besonders alte und kranke Menschen über Hitzewellen oder extreme Temperaturwechsel. Aber nicht nur das Klima beeinflusst Mensch und Tier, sondern Umweltbelastungen, die wir mit unseren Sinnen nicht wahrnehmen können, werden je länger je mehr zu grossen gesundheitlichen Problemen führen. Ich denke da vor allem an Elektrosmog und Schwermetallbelastungen.

ELEKTROSMOG STRAHLT JA NUR! Seit längerer Zeit befasse ich mich mit dem Einfluss des Elektrosmogs auf unsere Gesundheit. Grundsätzlich muss ich bei diesem Thema dasselbe feststellen wie bei den Nahrungsmitteln: Die gesundheitlich relevanten Themen des Einzelnen interessieren niemanden. Eine Mobilfunkanlage im Kirchturm, wo liegt denn das Problem? Man sieht nichts, hört nichts, riecht nichts, also alles in allem eine gute Sache, dient der Allgemeinheit, dem Tourismus. Die mobilfunkorientierte Gesellschaft hat an solchen Anlagen ihre Freude.

Die Mobilfunkanlagen unterliegen den Vorschriften der NIS-Verordnung. (Nicht ionisierende Strahlung, so heisst im Fachjargon der Elektrosmog.) In diesem Gesetzespapier werden die Grenzwerte für die Strahlung von Mobilfunkanlagen festgelegt. Die Mobilfunkbetreiber berufen sich auf diese Verordnung und glauben, dass mit dem Einhalten der festgelegten Grenzwerte diese Anlagen die Gesundheit der Bevölkerung nicht gefährden. Tatsache ist aber, dass die Grenzwerte in der NIS-Verordnung vor allem auf das technisch Machbare und das wirtschaftlich Tragbare ausgelegt worden sind. Aussagen über die Auswirkungen auf die Gesundheit der Bevölkerung sind gar nicht möglich, weil noch keine Langzeiterfahrung vorliegen.

Das Ausstrahlen von Radio- und Mikrowellen kann verheerende Folgen haben. So brachte beispielsweise die Strahlung eines Radiosenders am 18. Oktober 1997 in Nauen bei Berlin einen Wasserstoffballon zum Absturz, weil die mit Stahlfäden verstärkten Nylonschnüre schmolzen und sich Ballon und Korb trennten.

Den stärksten Einfluss auf die biologischen Systeme von Mensch, Tier und Pflanzen haben zweifellos die Mikrowellen des Mobilfunks. Die Handy-Antennen strahlen Hochfrequenz-Energie ab und empfangen sie auch, wobei sich der besonders empfindliche Kopf im Nahfeld der Antenne befindet. Zudem handelt es sich um eine besondere Art der Strahlung: Handys nach dem GSM-Standard (Global System for Mobile Communications) und die noch strahlenintensiveren schnurlosen Telefone (DECT-Telefone = Digital Enhanced Cordless Telecommunications) senden keine permanenten, sondern gepulste Signale zur Mobilfunkstation, die einen Schlagbohrereffekt haben. Dadurch können acht Teilnehmer gleichzeitig auf einer Frequenz telefonieren. Sende- und Empfangsfrequenz sind besser ausgelastet. Diese gepulste Strahlungsart greift besonders intensiv in die Biorhythmik ein und bringt die Steuerungsmechanismen, den Stoffwechsel und das Immunsystem durcheinander. In den USA laufen bereits Milliardenklagen von Handybesitzern mit Gehirntumoren, Leukämie und Alzheimerkrankheit gegen die Mobilfunkindustrie.

In meiner Praxis bin ich täglich mit den Folgen von Elektrosmog konfrontiert. So kam zum Beispiel im Herbst 2003 ein gut 20-jähriger Mann zu mir, der schon mehrmals medizinisch betreut worden war und trotzdem unter wiederkehrendem Kreislaufkollaps, also einer Kreislaufregulationsstörung, litt. Der Bluntuntersuch mittels Dunkelfeld-Mikroskop in meiner Praxis zeigte eine Elektrosmogbelastung. Anstelle der roten Blutkörperchen, den Erythrozyten, hatte er übermässig viele unausgereifte rote Blutkörperchen (Reticulozyten) im Blut.

Auf meine Frage, wie und wo er sich denn dem Elektrosmog aussetze, meinte der junge Patient: Er sei Monteur und telefoniere täglich sehr lange mit dem Handy in seinem Geschäftsauto. Wenn Sie mit dem Natel im Auto ohne Aussenantenne telefonieren, muss das Natel, um Verbindung zur nächsten Antenne zu bekommen, aufgrund des Faradaykäfig-Effekts (die Blechhülle des Autos schirmt gegen äussere elektrische Felder ab) seine Leistung aufs Maximum hochfahren, was die Strahlungsbelastung stark erhöht. Die Firma liess unverzüglich eine Aussenantenne aufs Auto des Monteurs montieren. Zwei Monate später hatte der Monteur ein normales Blutbild. Verantwortlich für die Kreislaufprobleme waren sicher nicht nur die Reticulozyten, sondern generell die Belastung des vegetativen Nervensystems durch den Elektrosmog. Dieses Beispiel zeigt, wie diese Mikrowellen massiv unsere eigenen biologischen Rhythmen stören. Leben ist Energie. Jede Zelle eines biologischen Systems geht in Resonanz mit dem Erdmagnetfeld.

Alle Enzyme (Biokatalysatoren), die die biochemischen Abläufe in Gang setzen, haben eine Obersteuerung, nämlich das Erdmagnetfeld. Kosmische Energien wirken auf unseren Körper ein. Die moderne Naturwissenschaft geht mehrheitlich noch davon aus, das Leben sei ausschliesslich auf chemische Abläufe zurückzuführen. Ein gewaltiger Irrtum, den sich die Medizin und die Pharmaindustrie leisten. Die Folgen dieses Irrtums haben die gesamte Natur und damit auch die Menschheit zu tragen. Mit dem Elektrosmog, der sich über die gesamte Erde ausbreitet, stören wir die Harmonie zwischen allen Lebewesen und den Erdschwingungen. Ein grösserer Eingriff in die Gesetzmässigkeiten des Lebens ist kaum vorstellbar! Wenn die moderne Medizin den Menschen mit ihren vielfältigen Problemen wirklich helfen will, muss sie vom rein chemischen Denken loskommen. Die Berücksichtigung biophysikalischer Gesetzmässigkeiten muss Bestandteil einer angepassten modernen Heilkunst werden.

Der Mikrowellenherd ist ein weiteres Beispiel, wie mit moderner Technik chronische Krankheiten, Allergien und Krebs gefördert werden. Die Gesetzgeber, aber auch die Medizin betonen, dass diese Kochmethode gesünder sei, als jene auf einem normalen Herd. Die Vitamine und Mineralien würden schonender behandelt, ebenso Eiweisse, Fette und Kohlenhydrate. Mit chemisch quantitativen Analysenmethoden kann dies bestätigt werden. Aber diese Bestätigung hat noch lange nichts mit einer Qualität zu tun. Unter Qualität verstehe ich das Belassen der natürlichen Schwingungen in Lebensmitteln. Diese natürlichen Schwingungen entstehen unter Einwirkung der Sonne und steuern alle Lebensvorgänge auf der Erde. Der menschliche Körper, jede einzelne Zelle, sogar jedes einzelne Molekül sind im eigenen Schwingungsverhalten auf Lichtschwingungen abgestimmt und haben ihr eigenes Schwingungsmuster. Es ist deshalb sehr wichtig, dass auch die Lebensmittel in ihren natürlichen Schwingungsmustern belassen werden und so unser biologisches System unterstützen.

Der Forscher Fritz-Albert Popp hat die körpereigenen Lichtsignale als Biophotonenluminiszenz beschrieben. Auf dieser physikalischen Ebene erfolgt die Steuerung des Lebens und muss bei Heilvorgängen berücksichtigt werden. Einem grossen Teil der Elektrosmogbelastung können wir uns nicht entziehen, es ist deshalb von besonderer Bedeutung, unsere Lebensmittel, aber auch unsere Heilmittel nicht einem unnötigen Elektrosmog auszusetzen.

UMWELTGIFTE SIEHT MAN NICHT Unsere Umwelt wird jedoch nicht nur durch Elektrosmog belastet, sondern viele verschiedene Umweltgifte gelangen über Nahrung, Atemluft und Wasser in unseren Körper und können verschiedene Krankheiten verursachen.

Die Verseuchung der Umwelt durch Schwermetalle ist meines Erachtens ein gravierendes, aber gleichzeitig leider auch wenig beachtetes Problem. Hinsichtlich der Gefährlichkeit der Metalle liegen an erster

Stelle Blei, Cadmium und Quecksilber, gefolgt von Vanadium, Arsen, Zinn, Antimon, Kupfer, Silber, Selen, Germanium, Nickel und Chrom.

Der Mensch steht am Ende der Nahrungskette. Die Gifte reichern sich in unserem Organismus an. So erstaunt es nicht, dass sich im Körper des Menschen die höchste Schadstoffkonzentration nachweisen lässt. Der Grossteil der Schwermetallbelastung stammt aus der Nahrung und ist eine Folge des sorglosen Umgangs des Menschen mit Schwermetallen. Man darf die Wirkung der einzelnen Gifte auch nicht isoliert betrachten. Denn die zeitgleiche Wirkung mehrerer Schadstoffe wird nicht nur addiert, häufig potenziert sie sich. Sehr viele Fragen bezüglich der schädigenden Wirkung von Schwermetallen in unserem Organismus sind noch unbeantwortet.

Cadmium ist das gefährlichste Schwermetall in unserer Umwelt. Es wird durch Verbrennung von Braun- und Steinkohle, aber auch durch Verbrennung von Batterien in Kehrichtanlagen frei. Phosphatdünger ist ebenfalls cadmiumhaltig. Zigarettenrauch ist stark mit Cadmium belastet, weil Tabak ein besonders ausgeprägtes Vermögen hat, Cadmium in seinen Blättern zu speichern. Die Passivraucher werden viermal stärker durch Cadmium belastet als der Raucher selber. Darunter leiden Kinder am meisten. Cadmium lagert sich häufig in den Nieren ab, betroffen sind aber auch Leber und Bauchspeicheldrüse. Cadmium verändert das Darmmilieu.

Quecksilber ist ein bekanntes Umweltgift. Es wird aus industriellen Anlagen freigesetzt, gelangt ins Wasser und reichert sich in Fischen an. Grosse Meerfische, die fettreich sind und langsam wachsen, sind am stärksten betroffen, so zum Beispiel der Thunfisch.

Im Zahnfüllungsmaterial Amalgam wird Quecksilber als Härtungsmittel beigesetzt und gelangt von dort in den gesamten Organismus. Da Quecksilber gut fettlöslich ist, wird es vor allem im Fett-, Nerven- und Muskelgewebe eingelagert.

Die Mikroorganismen im Körper verwandeln das Quecksilber anschliessend in die viel giftigeren Mono- oder Dimethylquecksilber. Diese werden besonders leicht aufgenommen, sie sind placenta- und liquorgängig, also besonders problematisch. Da diese Quecksilber-Verbindungen bereits beim Ungeborenen ins Blut gelangen, aber auch beim Erwachsenen die Blut-Hirnschranke durchdringen, sind sie sicher ein ernst zu nehmendes Problem. Im Zusammenhang mit Quecksilbervergiftungen sehe ich vielmals eine erhöhte Allergiebereitschaft, aber auch Hautekzeme, Kopfschmerzen, Muskelzittern, Schwindel, Gedächtnisstörungen und diverse psychische Erscheinungen wie Ängste, Depressionen und schnelle Erregbarkeit.

Sehr eindrücklich bleibt mir folgender Fall in Erinnerung: Eine 25-jährige Frau kam in meine Praxis mit der Bitte, ihr zu helfen. Sie hatte schon eine ärztliche Odyssee hinter sich. Die Symptomatik war für eine so junge Frau sehr eindrücklich: Sie litt unter einem starken Tremor, einem unwillkürlichem Zittern der Hände. Sie sagte: «Ich kann in Gesellschaft weder ein Glas noch Essbesteck halten.»

Meine Diagnose lautete: Starke Schwermetallbelastung. Eine mehrmonatige Ausleitungskur (binden und ausscheiden von Schwermetallen) brachte ihr die Heilung.

Für die Wissenschaft ist Amalgam als Zahnfüllmaterial unbedenklich. Viele Zahnärzte sind auch heute noch der Meinung, Amalgam habe keine schädigende Wirkung auf den Patienten. Wer das Gegenteil behaupte, argumentiere nicht wissenschaftlich, heisst es. Mit anderen Worten: Ein Universitätsprofessor beschäftigt sich nicht mit unwissenschaftlichen Aussagen, also kein Grund zur Forschung. Was nicht sein darf, kann nicht sein!

Im 17. Jahrhundert behauptete Galileo Galilei: Die Erde steht nicht im Mittelpunkt des Weltalls, sondern dreht sich um die Sonne. Die damaligen Wissenschaftler sagten aber ganz klar: Die Erde steht im Mittelpunkt. Die heutige medizinische Lehrmeinung ist vergleichbar mit der damaligen «anerkannten Wissenschaft». Man verschliesst die Augen und Ohren, um Neues nicht sehen und hören zu müssen, in der Angst, mögliche Unzulänglichkeiten und Fehler zugeben zu müssen!

Das Fehlen von genügend Zink in unserem Körper (Normalwerte 900 bis 1300 Mikrogramm/Liter Blut, heute weit unter 100) verstärkt das Schwermetallproblem massiv. Zink ist ein Co-Enzym des Metallothioneins, eines Enzyms, welches den Entgiftungsprozess der Schwermetalle steuert, aber nur begrenzt zur Verfügung steht. Bei Mangel an Zink kann die Schwermetallbindung an Eiweisse (Betaglobuline) nicht mehr stattfinden und so bleibt das Schwermetall im Körper und lagert sich ab.

SALZ SOLLTE KEIN FLUOR ENTHALTEN Dr. Hans Nieper berichtete in seinem Artikel «Fluor und Krebs, Raum und Zeit 46/1990», Natriumfluorid sei Krebs erregend. Der Zusatz von Natriumfluorid zum Trinkwasser habe die Krebshäufigkeit um 15 Prozent erhöht. Aluminiumfluorid und Natriummonofluorphosphat seien noch giftiger als Natriumfluorid. Das in Zahnpasten verwendete Natriummonofluorphosphat führe zu immunologischen Schädigungen. Der Konsument sollte deshalb nur noch Zahnpasten ohne Fluorzusätze kaufen.

Weiter schreibt Nieper, dass Fluorgaben bei Kindern zu Störungen in der Immunabwehr führen und in der Folge ständige Atemwegsinfekte und Mittelohrentzündungen auftreten. Auch die Neurodermitishäufigkeit stehe in direktem Zusammenhang zu Fluorgaben, insbesondere die Häufigkeit von zeitlebens kaum zu korrigierender Neurodermitis. In der chemischen Bindung an Membran- und Gensystemen eindringende Fluoratome würden vermutlich lebenslang kaum eliminiert.

Nicht nur den Zahnpasten, auch dem Kochsalz wird Fluor beigegeben. Ich staune über die Sorglosigkeit der Amtsstellen, welche dies hemmungslos verordnen. Dabei wäre es deren Aufgabe, sich um die Gesundheit der Bevölkerung zu kümmern. In diesen Amtsstuben herrscht absolute Wissenschaftsgläubigkeit oder die Verantwortlichen verstecken sich hinter industriellen wissenschaftlichen Aussagen, die der Wirtschaft, aber nicht der Gesundheit der Bevölkerung dienen.

Meines Erachtens ist dies eine Besorgnis erregende Situation, die nur individuell, mit einem kritischen Auge und gezielter Information sowie einer äusserst vorsichtigen Konsumhaltung angegangen werden kann. Erst wenn jeder Einzelne merkt, dass wir vor einem ökologischen Kollaps stehen und die etablierte Wissenschaft zu hinterfragen beginnt und politische Konsequenzen zieht, wird sich etwas verändern. Jeder von uns ist ganz persönlich betroffen und gefordert!

Die Natur versteht keinen Spass
sie ist immer wahr,
immer ernst,
immer strenge,
sie hat immer Recht
und die Fehler und Irrtümer
sind immer des Menschen.
Johann Wolfgang Goethe

Umweltbelastungen lösen aufgrund ihrer Langzeitwirkung in unserem Körper Schäden aus. Von Langzeitwirkungen sind zum Beispiel auch Alkoholsüchtige betroffen. Sie können über drei bis vier Jahrzehnte täglich grosse Mengen Alkohol konsumieren und bleiben dabei erstaunlich gesund. Plötzlich kann aber ein banaler Infekt oder eine Verletzung das gesamte Regulationssystem oder die Selbstheilungskräfte zum Erliegen bringen. Es heisst dann vielleicht: Von diesem Beinbruch konnte er sich nie mehr richtig erholen. Dass aber die Alkoholkrankheit am Zusammenbruch der Selbstheilungskräfte schuld ist, wird meist nicht erwähnt und beachtet.

Die Zusammenhänge zwischen Giftstoffen und Gesundheitsstörungen anzuerkennen, ist auch heute noch ein Problem in der Medizin. Ein Grund liegt darin, dass unser Körper keine spezifischen Symptome gegen die einzelnen Gifte machen kann. Für unser Immunsystem sind diese neuartigen Schadstoffbelastungen nicht mit einem typischen Reaktionsmuster zu beantworten. Das heisst, dass die Symptome unspezifisch sind, sich chronisch verhalten und sich auf körperlicher wie auch auf psychischer Ebene äussern können. Wie kann ein Kinderarzt bei Verhaltensstörungen eines Kindes die Ursache bei der Amalgambelastung der Mutter sehen? Wie kann der Neurologe die Ursache der chronischen Kopfschmerzen in der Wohnumgebung des Patienten sehen, wenn dieser unter Elektrosmog oder unter der Einwirkung von Holzschutzmitteln leidet?

Hier ist ein neues medizinisches Denken gefragt, das versucht, sich vermehrt an den Ursachen einer Krankheit zu orientieren und nicht nur die Symptome bekämpft!

ENERGIE SCHAFFT MATERIE Beeinflussen die Lebensumstände unsere Gesundheit? Diese Frage muss grundsätzlich mit Ja beantwortet werden. Aber nicht die Lebensumstände als solche, sondern die geistige Haltung des Einzelnen zu den Lebensumständen beeinflussen die Gesundheit.

Es ist eindrücklich mitanzusehen, wie die Menschen im täglichen Leben in gleichen oder ähnlichen Situationen sich unterschiedlich verhalten. Die einen sind motiviert, fröhlich und haben Freude an ihrer Arbeit. Andere wiederum mit derselben Arbeit sind demotiviert, mürrisch und fluchen über ihre Aufgabe. Also kann die Motivation nicht von der Arbeit abhängig sein, sondern muss an der Einstellung dazu liegen. Dauernde Unzufriedenheit, Ärger, Sorgen und Streitereien führen mit der Zeit zu degenerativen Krankheiten.

Viele Menschen fühlen sich als hilflose Objekte und den Umständen ausgeliefert. Sie sind nicht in der Lage, Veränderungen herbeizuführen. Ich muss täglich miterleben, wie Menschen schwer krank in meine Praxis kommen und wortreich den Lebensumständen die Schuld geben für das Entstehen ihrer Krankheit. Diese Menschen stehen unter einem unheimlichen Zwang der Umstände und sind nicht in der Lage diese zu beeinflussen. Wenn ich eine Hilfestellung gebe, kommen anfangs Ausreden und irgendwelche Gründe, die sie an der Veränderung hindern.

Jeder einzelne Mensch muss sich immer wieder fragen: Stimmt meine Lebensführung oder bin ich in irgendeinem Bereich eingeengt, bedrängt, kontrolliert, manipuliert oder fühle ich mich unglücklich? Immer muss alles zur Disposition gestellt werden!

Jeder ist für seine Lebensführung selber verantwortlich. Wenn die Lebensumstände, die einem nicht gefallen, nicht verändert werden können, muss man, um gesund zu bleiben, diese annehmen und eine positive Einstellung entwickeln.

Unglück wird zu Glück,
indem man es bejaht.
Hermann Hesse

Wenn hingegen Veränderungen möglich sind, müssen wir Entscheidungen treffen. Unerfüllte Wünsche und das Verharren in unglücklichen Umständen führen zu Blockaden. Der Mensch fühlt sich als Objekt seiner Selbstwahrnehmung, die ihn in einen Teufelskreis führt, aus dem ein Entrinnen je länger je schwieriger wird. In der Regel ist es so, dass der Mensch nur unter einem starken Leidensdruck zu Veränderungen bereit ist. Wieso ist der Mensch nicht auch bezüglich seiner Psychohygiene bereit, Vorsorge zu betreiben?

Je höher man auf einen Berg steigt, umso weiter kann man blicken und umso tiefer kann man stürzen. Es ist sicherer, unten auf der Ebene zu bleiben und dort auf allen vieren zu kriechen und wegen der schlechten Aussicht zu jammern. Für Veränderungen und das Besteigen eines

Berges braucht es Vertrauen. Meinen Patienten sage ich oft: Sie sollten ein Urvertrauen entwickeln. Sie sollten erkennen, dass der Mensch den Mikrokosmos und das Universum den Makrokosmos darstellt. Wir sind nur ein Teil eines Ganzen, wo Gesetzmässigkeiten herrschen, die wir akzeptieren müssen. Nichts geschieht zufällig.

Wenn wir uns dieses, wie ich es nenne, Urvertrauen angeeignet haben, dazu in positiven Gedankenmustern denken und eine dynamische Lebensführung haben, können wir alles in unserem Leben erreichen. Zweifeln ist nicht erlaubt.

Kürzlich fragte mich eine Patientin : «Wie sehen Sie meine Überlebenschancen wegen meines Brustkrebses?» Die Frau befand sich während langer Zeit in meiner Behandlung wegen ihres Krebses und wurde vor fünf Monaten als gesund entlassen. Wenn diese Frau immer zweifelt, ob sie nun wirklich gesund sei oder ob sie noch Tumorzellen habe, wird sie nie richtig gesund werden können. Beziehungsweise setzen ihre Zweifel und ihre negativen Gedankenmuster negative Energien frei, die ohne weiteres wieder zu Krebs führen können.

«Ich bin gesund», ist eine positive Formulierung mit einer starken positiven Energie, die unseren Körper und unser Immunsystem massiv unterstützt.

Auch «Energie schafft Materie» ist eine sehr wichtige Aussage. Bereits Paracelsus (1493–1541), Naturforscher, Arzt und Philosoph, sagte: «Der Mensch kann mit seinen geistigen Kräften gesund werden oder gesund bleiben.» Die meisten Menschen jedoch setzen diese Energie nicht zu ihrem Wohle ein, sondern ganz im Gegenteil. Zweifel, Ängste, Misstrauen, Ärger und Sorgen haben eine Energie, die auch auf materieller Ebene dasselbe bewirkt.

Meine älteste Tochter Karin hatte als kleines Mädchen von vielleicht vier Jahren ein schwerwiegendes Problem. Sie sagte: «Papa, ich werde nie ein so schönes Haus wie du besitzen.» Ich meinte damals, es sei nicht wirklich an der Zeit über dies nachzudenken. «Doch!», meinte sie, «das ist für mich ein Problem.» Als sie dann immer wieder mit diesem Thema anfing, gab ich ihr folgenden Rat: «Von nun an sagst du dir immer, ich werde einmal ein so schönes Haus wie mein Vater besitzen.» Heute, 26-jährig, ist Karin seit zwei Jahren stolze Mitbesitzerin eines neuen Einfamilienhauses. Ob es zu unserer Lebensaufgabe gehört, ein Haus zu besitzen oder nicht, sei dahingestellt. Es geht mir in erster Linie darum aufzuzeigen, dass, wenn Sie Ziele haben, es nicht genügt nur darauf hinzuarbeiten, sondern das Ziel muss auf geistiger Ebene ebenfalls ins Visier genommen werden.

Damit Sie mit einer hohen Trefferquote rechnen können, muss sehr vieles übereinstimmen. Zuerst müssen Sie wissen, welche Zielscheibe die ihre ist, Sie müssen ein perfekt funktionierendes Gewehr mit der richtigen Munition zur Verfügung haben, Sie müssen ruhig liegen, Sie müssen genügend Sehkraft besitzen, Sie dürfen nicht geblendet werden, Sie dürfen in Ihrer Absicht nicht gestört werden und vieles mehr. Jeder Schütze weiss, was er zu tun hat, um die Mitte der Zielscheibe zu treffen. Um aber die Ziele im Leben zu erreichen, werden die meisten Voraussetzungen übersehen oder als unwichtig betrachtet. Wenn Sie eine Beinamputation hinter sich haben und Sie träumen von einer Karriere als Profifussballer, so wird es wohl beim Traum bleiben. Die Voraussetzungen, dass Sie Ihre Ziele erreichen, müssen gegeben sein. Ein ganzheitliches Denken und Handeln ist für den Erfolg nötig.

GESUNDHEIT VON A BIS Z

GANZHEITLICHES DENKEN Die Schulmedizin beschäftigt sich mit Diagnose und Therapie von Krankheiten. Dabei übersieht sie, dass hinter diesen Krankheiten Menschen stecken mit dem eigentlichen Problem des Krankseins. Es ist nicht so, dass ein Mensch eine Krankheit hat, sondern er ist krank. Die Medizin behandelt aber nicht den kranken Menschen, sondern nur die Symptome einer Krankheit. Der Erfolg der Medizin beruht darauf, dass sie diese Symptome in den Griff bekommt, verfolgt aber nicht das Ziel, den kranken Menschen mit seinem Kranksein zu verstehen und zu therapieren.

Einen kranken Menschen therapieren heisst: Ihn ganzheitlich, also mit seinem Denken und Fühlen, zu verstehen und zu begreifen. Für die wissenschaftliche Medizin eine unfassbare Dimension. Krankheiten bestehen aus Informationen, nichts geschieht sinnlos. Einen Menschen von seinem Kranksein befreien heisst: Die Informationen der Krankheit lesen und verstehen sowie anschliessend handeln. Die Ganzheitsmedizin fragt nach dem Sinn einer Krankheit. Die Medizin hingegen versucht die Krankheit aus sich heraus funktional zu erklären. Solange die Medizin nicht lernt, dass hinter einer Krankheit ein fühlendes, denkendes und mit einer geistigen Dimension ausgestattetes Lebewesen steckt, wird sie nie das Kranksein verstehen können.

Den Kampf der Medizin gegen Krankheiten sehe ich als einen ewigen Krieg gegen einen Feind, der sich nicht beirren lässt. Erschwerend kommt dazu, dass die moderne Gesellschaft nicht in der Lage ist, die Verantwortung für das Kranksein zu übernehmen. Deshalb stellt sie derart hohe Erwartungen an die heutige Medizin. Wenn wir Krankheiten erfolgreich reduzieren möchten, so muss sich nicht die Medizin verändern, sondern der einzelne Patient.

Wenn Krankheitssymptome auftreten, muss sich jeder Einzelne fragen, wieso bin ich nicht mehr in Ordnung. Symptome haben Signalfunktion, sie sind Wegweiser. Bei technischen Belangen sehen, hören und befolgen wir die Hinweise, die uns die Signale geben. Wenn in Ihrem Auto die rote Warnlampe «Öldruck» oder «zu wenig Öl» aufleuchtet, dann schrauben Sie auch nicht einfach die Warnlampe raus, sondern füllen Öl nach und suchen die Ursache des Ölverlusts. Die medizinische Therapie besteht jedoch im Entfernen der roten Warnlampe.

Als kranker Mensch können Sie die Verantwortung für Ihre Heilung nicht dem Arzt übergeben, der einfach das Symptom, also die Warnlampe, beseitigt. Um Heilung zu erfahren, müssen Sie die Voraussetzungen dafür schaffen. Jeder Kranke spürt in seinem Inneren, dass das Kranksein mit ihm zu tun haben muss, dass es nicht etwas von aussen Aufgedrücktes ist. Er muss die Symptome als einen Hinweis für innere Veränderungen sehen. So bekommt das Kranksein plötzlich einen anderen Sinn. Der Mensch wird verstehen lernen. Der Mensch hat eine Geisteskraft, die ich Verstehen nenne. Das Besondere an dieser Kraft ist, dass sie Heilkräfte besitzt.

Wenn jemand Gesundheit sucht,
frage zuerst, ob er bereit sei,
künftig die Ursachen der
Krankheit zu meiden,
erst dann darfst du ihm helfen.
Sokrates

An oberster Stelle der Ganzheitlichen Medizin steht das Bestreben, nicht die Symptome zu bekämpfen, sondern die Ursachen zu finden und zu korrigieren. Tritt eine Krankheit auf, besucht der Patient den Arzt in der Hoffnung, der Herr Doktor mache ihn wieder gesund. Einer der grössten Fehler, den sich der moderne Mensch leistet, ist, dass er im Gesundheitsbereich eine Konsumhaltung einnimmt, Verantwortung abschiebt und blindes Vertrauen der Medizin und Pharmaindustrie gegenüber zeigt. Nirgends lässt sich der Mensch so sehr manipulieren und als inkompetent behandeln, als wenn es um seine persönliche Gesundheit geht.

Eine alte Leier der Medizin lautet: «Übernehmen Sie die Verantwortung.» Denn kein Arzt ist bereit, Verantwortung für Ihre Gesundheit zu übernehmen. Doch wird die Weisheit von den Ärzten in einem Ton verkündet, der den Patienten Angst macht und sie anhält, ihr Heil in der Medizin zu suchen: «Sie müssen diese Impfung machen lassen, ich garantiere ansonsten für nichts», sagt der Kinderarzt zur Mutter mit dem Säugling im Arm. Es ist nur verständlich, dass die Mutter einwilligt, weil sie nur das Beste für ihr Kind möchte und der Arzt ist ja schliesslich der Fachmann, der Recht hat.

Es ist an der Zeit, dass jeder Mensch merkt, dass nur er alleine für seine Gesundheit verantwortlich ist. Um gesund zu bleiben, müssen krankmachende Ursachen bewusst gemacht werden, beziehungsweise bei Krankheiten müssen die Ursachen gefunden werden.

Ein mündiger Patient verlangt von seinem Arzt Aufklärung über mögliche Ursachen seines Leidens. Er verlangt Aufklärung über die Wirkung und die möglichen Nebenwirkungen von Medikamenten. Lassen Sie es sich nicht gefallen, wenn der Arzt meint: «Ich weiss, was für Sie gut ist! Sie müssen das Medikament nehmen, es gibt kein anderes oder es gibt keine andere Therapie. Ihr Leiden ist unheilbar!» Verlangen Sie Zweitmeinungen, es liegt in Ihrer Verantwortung.

Die medizinische Forschung
hat so enorm Fortschritte gemacht,
dass es praktisch
überhaupt keinen
gesunden Menschen mehr gibt!
Aldous Huxley

Es ist nicht meine Meinung, dass in der Schulmedizin alles schlecht und in der Komplementärmedizin alles gut ist. Es gibt immer mehr sehr verantwortungsbewusste Mediziner, die dem Patienten die nötige Zeit widmen und versuchen, die kausalen Probleme zu finden und nicht nur einfach die Symptome unterdrücken wollen. In der Komplementärmedizin, ich rede klar von komplementärer, also ergänzender Medizin, gibt es mittlerweile ein unüberschaubares Angebot an verschiedenen Therapieformen. Für den Patienten kann es sehr schwierig sein, die für ihn adäquate Therapie zu finden. Auch hier sind eine kritische Einstellung und das Einholen von Informationen und Zweitmeinungen sehr wichtig.

Die Meinung, mein Arzt oder mein Naturarzt macht mich gesund, ist grundsätzlich falsch. Beide Seiten sind aufgefordert, Leistungen zu erbringen. Wenn zum Beispiel ein Krebspatient von mir Hilfe erwartet, selber aber nicht in der Lage ist, meine Ernährungsempfehlung einzuhalten, bin ich nicht bereit, mit ihm zu arbeiten.

GANZHEITLICHE BIOLOGISCHE MEDIZIN Der Definition Ganzheitliche Medizin könnte ein eigenes Buch gewidmet werden. Die Ganzheitlichkeit in der Medizin wird heute vermarktet, so dass der Patient annehmen muss, dass es sich um eine Therapieform handle wie jede andere auch, die irgendwo gelernt werden kann. Tatsächlich ist es so, dass es ein hoher Anspruch ist, eine ganzheitliche medizinische Praxis zu führen. Diese verlangt vom gesamten Praxisteam eine Weltanschauung ohne sektiererische Inhalte.

Jede Patientin, jeder Patient muss in seiner Einheit von Körper, Seele und Geist gesehen werden. Im Weiteren müssen die individuellen kosmischen und sozialen Einflüsse berücksichtigt werden. Jeder Mensch ist ein Teil eines höheren Ganzen. In diesem Zusammenhang müssen die Krankheiten gesehen werden, um den Sinn einer Krankheit richtig erkennen zu können.

In einer Praxis, wo im Fünfminutentakt die Patienten abgefertigt werden, ist es nicht möglich, ganzheitlich auf einen Menschen einzugehen. Wenn ein Arzt dem Patienten den nötigen Respekt entgegenbringt, widmet er ihm genügend Zeit. Es lässt ihn auch nicht stundenlang im Wartezimmer sitzen. Eine Therapie bewegt sich nicht nur auf der körperlichen Ebene. Der Arzt sollte Zeit und eine gefühlsmässige Veranlagung haben, die verschiedenen Schwingungen des Patienten mit den dazugehörigen Krankheitsveränderungen in sich aufzunehmen. Er sollte mit dem Patienten in Resonanz gehen. Nicht nur der Arzt selber therapiert, sondern es therapiert aus ihm heraus. Damit dieser Prozess in Bewegung kommt, ist eine gefühlsmässige, in Liebe orientierte Verbindung mit dem Patienten nötig. Wohlwollen, gegenseitiger Respekt ohne Abhängigkeiten und eine positive Einstellung zum Heilungsprozess sind vom Arzt und Patienten nötig, um die Krankheit in Gesundheit umwandeln zu können.

THERAPIEARTEN Die Therapien, die ich in meiner Praxis anwende, gehören zur Ganzheitlichen biologischen Medizin.

AKUPUNKTUR UND OHRAPUNKTUR Eine chinesische Therapieform, bei der mittels Stahlnadeln Akupunkturpunkte aktiviert und energetische Blockaden beseitigt werden.

COLON-HYDRO-THERAPIE Der Tod sitzt im Darm! Eine alte Weisheit, die sicher eine gewisse Richtigkeit hat. Durch unsere moderne Lebensweise belasten wir den Dickdarm. Ein gutes Funktionieren unseres Dickdarms ist für den gesamten Körper absolut wichtig und eine Voraussetzung für eine gute Gesundheit. Mit einem modernen Colon-Hydro-Gerät wird der Dickdarm gespült. Eine ungefährliche, angenehme und sehr wirkungsvolle Massnahme.

HOMOTOXIKOLOGIE Nach der Homotoxikologie sind all jene Vorgänge, Zustandsbilder und Erscheinungen, die wir als Krankheiten bezeichnen, Ausdruck dessen, dass der Körper mit Giften kämpft und dass er diese Gifte unschädlich machen und ausscheiden will. Entweder gewinnt dabei der Körper den Kampf oder er verliert ihn. Stets aber handelt es sich bei jenen Vorgängen, die wir als Krankheiten bezeichnen, um biologische, das heisst naturgerechte Zweckmässigkeitsvorgänge, die der Giftabwehr und Entgiftung dienen. Begründet wurde die Therapie von Dr. med. Hans-Heinrich Reckeweg.

ISOPATHIE Die von Prof. Dr. Günther Enderlein entwickelte Isopathie therapiert Gleiches mit Gleichem. Das bedeutet, dass dieselben Krankheitserreger, die die Ursache der Krankheit sind, in einer abgeschwächten Form angewendet werden.

NEURALTHERAPIE Die deutschen Ärzte und Brüder Ferdinand und Walter Huneke entwickelten die Neuraltherapie. Hier werden mittels Injektionen von Lokalanästhetika Störfelder beseitigt, so dass die körpereigenen Selbstheilungskräfte wieder aktiv werden.

ORTHOMOLEKULARE MEDIZIN Orthomolekulare Medizin ist die Erhaltung guter Gesundheit und die Behandlung von Krankheiten durch Veränderung der Konzentration von Substanzen im menschlichen Körper, die normalerweise im Körper vorhanden und für die Gesundheit erforderlich sind. Die Definition stammt vom amerikanischen Nobelpreisträger Prof. Dr. Linus Pauling.

Bei den einzelnen Krankheiten, die ich in diesem Buch behandle, handelt es sich vorwiegend um chronische Krankheiten, die mittels schulmedizinischer Therapieformen nur schwer geheilt werden können. Bei den Ratschlägen zu den einzelnen Krankheiten fliessen meine Praxiserfahrungen ein. Es sind die Therapien und Methoden, mit denen ich die besten Erfolge habe und die für meine Patienten die richtige Wahl darstellen, was natürlich nicht heisst, dass andere Therapien bei gleichen Krankheiten nicht auch richtig sein können. Grundsätzlich gilt: Wer heilt, hat Recht!

ALLERGIEN Das Wort Allergie setzt sich aus all (anders) und ergein (reagieren) zusammen, was so viel bedeutet, wie: ein Allergiker reagiert anders als andere Menschen.

Jedes dritte Kind in Mitteleuropa ist in irgendeiner Form Allergiker. Die Allergien sind im Vormarsch, nicht nur bei Kindern, sondern auch bei Erwachsenen. Immer mehr sind auch über Fünfzigjährige davon betroffen. Es stellt sich die Frage, weshalb das Immunsystem der Allergiker auf harmlose Substanzen mit einer Abwehrreaktion reagiert. Die allergische Reaktion ist vergleichbar mit einem Fass, das kontinuierlich gefüllt wird. Das Überlaufen des Fasses stellt die Allergie dar. Das Fass Mensch wird heute sehr viel schneller gefüllt als noch vor Jahren. In unserer Umwelt kommen über 30 000 natürliche und künstliche Substanzen vor, darunter viele Umweltgifte. Amalgamfüllungen, Elektrosmog, Lebensmittelzusatzstoffe, Haarfärbemittel, Haarsprays, Kerosin, Schwermetallbelastung (Cadmium) aus Kehrichtverbrennungen, Platin aus Autokatalysatoren und viele tausend andere Gifte füllen das Fass. Jeder Kontakt mit einem Gift löst im Körper eine Ausscheidungsreaktion aus. Diese kann sich in Form von Schnupfen, Durchfall, Hautausschlag oder Kreislaufreaktionen äussern. Kommen nun viele verschiedene Gifte zusammen, potenzieren sie sich in ihrer Wirkung und der Körper kommt an die Grenze der Regulationsfähigkeit. Kommt nun noch eine psychische oder eine starke körperliche Belastung dazu, überläuft das Fass, der Mensch reagiert allergisch.

Umweltgifte und Lebensmittelzusatzstoffe reduzieren die Regulationsfähigkeit des Körpers, die Reaktionsschwelle wird herabgesetzt. Kommt nun der Mensch mit Blütenpollen, Hausstaub, Milben, Tierhaaren oder Nickel, um nur einige Substanzen zu nennen, in Kontakt, kann eine allergische Reaktion ausgelöst werden. Der Körper hätte auf diese Substanzen nicht allergisch reagiert, wenn nicht andere Umweltbelastungen das Fass bereits bis an den Rand gefüllt hätten. Wenn nun das Tierhaar oder die Blütenpolle das Fass zum Überlaufen bringen, ist es falsch, diesen «letzten Tropfen» als die eigentliche Krankheitsursache anzusehen. Die Blütenpolle ist nur der momentane Auslöser. Dieser kann aber immer wieder ändern und es ist unsinnig, den jeweiligen Auslöser zu bekämpfen. Kinder reagieren auf Umweltbelastungen viel stärker als Erwachsene. Wenn Kinder Passivraucher sind, Fluorgaben erhalten, mittels Impfungen belastet werden oder die Mütter Amalgamträgerinnen sind, ist es nicht verwunderlich, dass sie zu Allergikern werden.

Dass zum Beispiel nicht die Blütenpollen die eigentliche Allergieursache ist, sieht man daran, dass Landwirte oder deren Kinder sehr viel weniger unter Heuschnupfen leiden als Stadtmenschen. Die schulmedizinische Therapie versucht dem Heuschnupfen mit der Hyposensibilisierung oder Desensibilisierung Herr zu werden, wobei beide Therapien aber meist nicht den erwünschten Erfolg bringen. Beseitigt werden müssen auch hier die Ursachen. Das grosse Problem ist, dass die Allergie meist nicht klar ersichtlich ist. Folgende Symptome können eine Allergie, also eine Unverträglichkeitsreaktion sein: Asthma, Abgeschlagenheit, Darmstörungen, Bauchschmerzen, Kopfschmerzen, Husten, psychische Reaktionen, Kreislaufstörungen, Gelenkschmerzen, Sinusitis, Schnupfen, Konzentrationsstörungen, Schlafstörungen, Nervosität, Hautkrankheiten und vieles mehr.

THERAPIE

In akuten notfallmässigen Situationen ist die Verabreichung von antiallergischen Medikamenten und Cortison durch den Notfallarzt lebensrettend. Es ist aber falsch über längere Zeit Cortison einzunehmen. Alle symptomatischen Therapien befreien den Patienten nicht von seiner Allergie. Die Ganzheitliche Therapie hingegen berücksichtigt nicht nur die oben genannten Faktoren, sondern beschäftigt sich auch hauptsächlich mit dem Darmmilieu. 80 Prozent unseres Immunsystems befindet sich in der Darmschleimhaut (Payerschen Plaques). Wenn sich nun die Darmschleimhaut infolge Fehlernährung zurückentwickelt (atrophiert), kann das Immunsystem nicht mehr die volle Leistung bringen. So wird beispielsweise das Immunglobulin (IgA) nur noch vermindert produziert und dem Körper fehlt ein wichtiges Antiallergikum. Ich meine, dass der Ursprung einer Allergie im Abbau der Darmschleimhaut liegt. Fremdeiweisse von Kuhmilch und Hühnerei sind die hauptsächlichen Störfaktoren bei der Darmschleimhaut-Atrophie. Es ist also von absoluter Wichtigkeit, Säuglinge so lange wie möglich mit Muttermilch zu ernähren und, falls die Muttermilch nicht mehr genügt, den Säugling nie mit Kuhmilch und Hühnerei zu füttern. Diese Fremdeiweisse sind immer bei allen Allergien die primäre Ursache.

Eine Ganzheitliche Therapie bei allergischen Erkrankungen sieht wie folgt aus:

1. Ernährungsumstellung: Verboten:
   Kuhmilch und deren Produkte
   Hühnereier und deren Produkte: Torten, Kuchen, Eierteigwaren etc.
   Schweinefleisch und dessen Produkte: Würste inkl. Kalbswurst, Aufschnitt etc.
   Sardinen, Sardellen, Thunfisch
   Zwiebeln
   Zitrusfrüchte: Kiwi, Orangen etc.
2. Darmsanierung (evtl. Aufbau Darmflora)
3. Therapie mit biologischen Pilz- und Bakterienpräparaten (Milieutherapie)
4. Evtl. Vitamin-B-Komplex-Tabletten
5. Ausleitungstherapie, evtl. orthomolekulare Präparate (z.B. Calcium, Magnesium, Zink) oder Schwermetall-Ausleitung
6. Wenn nötig psychische Begleittherapie

ALKOHOL Eine der ältesten Drogen der Welt ist der Alkohol. Den Alkoholmissbrauch dürfte es in mehr oder weniger allen Epochen gegeben haben. Den Höhepunkt erreichte der Alkoholismus in der Renaissance. Zehn Krüge Bier pro Tag sollen damals sogar für ein adeliges Klosterfräulein eine noch mässige Menge gewesen sein. Trotzdem ist nicht jeder Mensch, der Alkohol trinkt, gleich auch ein Alkoholiker. Gegen ein Gläschen in Ehren ist nichts einzuwenden. Doch oft fängt es mit diesem Gläschen an und endet in der Trunksucht. Durch das tägliche Trinken wird die Alkoholtoleranz erhöht, der Trinker braucht von Mal zu Mal mehr Alkohol.

Mögliche Krankheiten durch andauernden Überkonsum von Alkohol sind: Appetitlosigkeit, Entzündungen von Magen, Zwölffingerdarm und Bauchspeicheldrüse, Leberschäden, Lungeninfekte, Verfettung der Organe, Impotenz, Nierenleiden, Hirnschädigung und psychische Störungen. Die chronischen Magen- und Darmentzündungen haben zur Folge, dass es zu Verwertungsstörungen von Bestandteilen der Nahrung kommt (Vitaminmangel).

Warum gibt es Menschen, die über Jahre ihren Körper mit Suchtmitteln schädigen und glauben, es mache ihnen nichts aus? Der Mensch ist in seiner Ursprünglichkeit gesund, das heisst, er hat keine genetischen Möglichkeiten der frühzeitigen Krankheitsinformation. Durch die Zivilisation aber hat er das Gespür für das Schädliche verloren.

ALTERN Mit dem normalen Alterungsprozess kommt es zum Substanzverlust der Organe und damit zu einer Verringerung der Funktionen der Organe und Organsysteme. Die Leistung des Körpers nimmt ab. Diese allmählich zunehmende Schwäche darf aber nicht als Krankheit angesehen werden. Für die Anforderungen des gealterten Organismus sind die Organleistungen durchaus noch ausreichend.

Altern ist ein unaufhaltsamer Prozess, der auch mit modernster Chirurgie oder Kosmetik nicht umkehrbar ist. Eine Verjüngung vom

Greis zum Jüngling ist auch heute noch nicht möglich. Trotzdem wird mit allen Mitteln versucht, diesen Lebensprozess zum Stillstand zu bringen. Stillstand aber kann mit dem Aufhören der Lebensvorgänge und damit mit dem Tod gleichgesetzt werden.

VORALTERUNG Sehr oft stelle ich fest, dass Menschen bereits ab dem vierzigsten Altersjahr einer «Voralterung» unterliegen. Der Jungbrunnen, der seit Urzeiten von den Menschen gesucht wird, liegt meines Erachtens im Verhindern dieser Voralterung.

Ursache der Voralterung sind oft chronische Erkrankungen. Aber auch langzeitliche Vergiftungen durch Alkohol, Nikotin, Schwermetalle, Umweltgifte sowie Fehlernährung, psychische Belastungen und fortlaufend gesetzte Nervenreizungen können Veränderungen erzeugen, die einem vorzeitigen Verschleiss entsprechen.

Hier kann das grosse Arsenal der Naturheilkunde, die orthomolekulare Medizin und die Ganzheitliche biologische Medizin gute Dienste leisten. Eine individuelle Abklärung der Belastungen ist wichtig.

AKTIVITÄT UND INTEGRATION In unserer modernen Gesellschaft werden die «Alten» ins Alters- oder Pflegeheim abgeschoben. Hier muss ein Umdenken stattfinden. Die alte Generation hat ein Anrecht, in der Gesellschaft integriert zu sein, sie soll sich nützlich machen und von den Jungen um Rat angefragt werden. Die geistige Leistungsfähigkeit kann durch stetiges Training hochgehalten werden. Beispiele aus der Geschichte gibt es genug. Goethe hat mit über achtzig Jahren den Faust vollendet. Tizian malte noch Meisterwerke mit über neunzig Jahren. Der Zwang, sich mit 65 pensionieren zu lassen und jede geistige Aktivität einzustellen, hat zur Folge, dass die Menschen schnell altern.

Der alte Mensch muss keine körperlichen Höchstleistungen erbringen. Er sollte im Laufe seines Lebens eine Altersweisheit erlangt haben, die ihm ermöglicht, über den kleinen Sorgen und Problemen der Jungen zu stehen, um ihnen mit Rat und Tat beistehen zu können.

Jugendlichkeit, Schönheit und Kraft sind heute Statussymbole geworden, die für jedermann erstrebenswert erscheinen. Wenn ein Siebzigjähriger sich sportlich betätigt, so ist das für sein allgemeines Wohlempfinden sicher gut. Aber immer wieder muss ich beobachten, dass Menschen im höheren Alter sich wie Zwanzigjährige verhalten. Das fängt bei der Bekleidung an, geht über die sprachliche Ausdrucksweise wie geil, megageil, oberdoof, cool bis zu sportlichen Höchstleistungen. Wenn ältere Menschen sich auf dieser, auf Äusserlichkeiten ausgerichteter Ebene Bestätigung suchen, so haben sie das Wesentliche am Altern nicht begriffen. Wenn sich die ältere Generation verhält wie die Jungen, so haben die Jungen immer mehr Probleme mit der Abgrenzung gegenüber den Älteren. Sie müssen immer zu drastischeren Mitteln greifen, um zeigen zu können: «Wir sind anders, wir sind jung, wir gehen unsere Wege.»

Integration der Älteren heisst nicht Angleichung im materiellen Äusseren, sondern von den älteren Menschen sollte eine geistige Durchlässigkeit und Weiterentwicklung erwartet werden, die es ermöglicht, die Jungen zu verstehen, ihnen mit Rat und Tat beizustehen und dadurch Strukturen zu schaffen, die der jungen Generation Halt bietet.

ALT WERDEN, ABER WIE?

Ich empfehle:

- geistige Aktivität
- positive Stimmung
- allgemeine Anpassungsfähigkeit
- positive Einstellung gegenüber schwierigen Lebenssituationen
- Weltoffenheit
- Anpassungsfähigkeit an gesundheitliche Mängel
- abwechslungsreiches Essen: Essportionen gering halten
- zu viel Eiweiss meiden: 30–50 g pro Tag genügen
- genügend grosse Trinkmenge: 1,5–2,5 Liter pro Tag
- Übergewicht vermeiden

– täglich sich im Freien bewegen
– auf Säure-Base-Werte achten
– auf gute Darmfunktion achten
– regelmässige Entgiftung durch Sauna und Dampfbad
– Antioxidantien einnehmen: Vitamin E, Vitamin C, Selen etc.
– Stressbelastungen abbauen, zum Beispiel durch Bewegung
– Nikotin meiden
– wenig Alkohol konsumieren: ein Glas Rotwein zum Mittagessen ist erlaubt

ALZHEIMER Diese Krankheit hat es sicher immer schon gegeben. Alzheimer kann auch als Altersdemenz bezeichnet werden. Weil die Menschen, vor allem in Europa, immer älter werden, ist auch das Auftreten von Alzheimer häufiger. Diese Krankheit löst bei den meisten grosse Unsicherheit und Angst aus, da die Betroffenen nicht mehr selbständig leben können. Diese Angst ist aber unberechtigt, weil die meisten Menschen (85 Prozent) bis kurz vor dem Tod selbständig bleiben.

Es gibt viele mögliche Ursachen, die zu dieser Hirnkrankheit führen. In den betroffenen Hirnregionen werden durch Ablagerungen die Hirnzellen zerstört, so dass die dort gespeicherten Informationen verloren gehen.

Vermutlich ist bei Alzheimer eine erbliche Prädisposition vorhanden. Meist zeigen sich die Beschwerden anfangs darin, dass im Alltag die Informationen verloren gehen. Man vergisst zum Beispiel, wo man das Auto parkiert hat oder wo man die Brille hingelegt hat oder wer gleich vorhin am Telefon war.

Es gibt keine eigentlichen Medikamente gegen Alzheimer. Über längere Zeit eingenommen wirken Präparate von Ginkgopflanzen grundsätzlich gut auf die Hirnfunktion und die Leptospermusan-Tropfen haben sich bewährt. Es muss angenommen werden, dass Schwermetallbelastungen durch Quecksilber, Cadmium, vermehrt auch Aluminium, Elektrosmog, übermässige Ernährung mit tierischen Eiweissen, allgemein denaturierte Nahrung, Alkohol und Nikotin ursächlich eine Rolle spielen.

THERAPIE Orthomolekulare Therapie kann vorbeugend eingesetzt werden, aber während der Krankheit ist es meines Erachtens eine dringend notwendige Therapie:

- Vitamin B1
- Vitamin E 800 I.E. (Internationale Einheit)
- Selen 200 µg
- Folsäure 2 mg
- Zink 30 mg
- L-Carnitin: 1 bis 2 Tabletten pro Tag

Vorgebeugt kann der Krankheit werden, indem man auf eine vollwertige gesunde Ernährung, mässige körperliche Ertüchtigung und vor allem geistiges Training achtet. Nicht zu vergessen ist das Ausschalten der Belastungen durch Alkohol, Schwermetalle und Elektrosmog. Im Weiteren sind Calcium und Magnesium in Form von Basemischungen einzunehmen.

AMALGAM Das Zahnfüllungsmaterial Amalgam ist ein Metallgemisch, das aus etwa 50 Prozent Quecksilber und zusätzlich aus Silber, Kupfer, Zinn und Zink besteht. Amalgambefürworter behaupten heute noch, dass dieses Metallgemisch die beste Lösung zur Behebung von Zahndefekten sei.

In der Amalgamlegierung befindet sich das ungefährliche chemisch zweiwertig gebundene Quecksilber. Wenn nun der Zahn unabhängig vom restlichen Organismus betrachtet wird, ist das Amalgam sicher unbedenklich. Das Problem ist, dass dieser Zahn in einem biologischen System Mensch steckt und dieses System nimmt das Quecksilber auf. In diesem biologischen System wird aus dem relativ ungefährlichen zweiwertigen Quecksilber durch chemische Reaktionen das hochgiftige einwertige Methylquecksilber abgespaltet. An der Toxizität des Methylquecksilbers zweifelt heute niemand, aber an der Möglichkeit der chemischen Reaktion in unserem Körper. Tatsache ist, dass hoher Zuckerkonsum als Umwandler der chemischen Wertigkeit gilt und zusätzlich Fluor katalytisch die Umwandlung beschleunigt.

Meines Erachtens ist das Verwenden von Amalgam als Zahnfüllungsmaterial in der heutigen Zeit grobfahrlässig. Wenn Sie nun bereits Amalgam geschädigt sind, ist es nicht ratsam, die bestehenden Füllungen zu entfernen, bevor Sie nicht eine wirkungsvolle Schwermetallausleitung gemacht haben. Diese Ausleitung sollten Sie unbedingt dem Fachmann überlassen. Es besteht die Möglichkeit, bei Unklarheiten Rat einzuholen: Verein für Amalgamgeschädigte, Winterthur, Telefon: +41 51 202 79 05 oder bei der SABSMED, Lustmühle, Teufen AR, Vermittlung von Arzt-, Zahnarzt- sowie Therapeuten-Adressen, Telefon: +41 71 335 71 93, Mail: info@sabsmed.ch, www. sabsmed.ch.

ANGINA Angina ist eine akute Krankheit mit Schluckbeschwerden, Halsweh, Kopfschmerzen, manchmal mit Fieber und Gliederschmerzen. Die Ursache der Krankheit ist eine Abwehrreaktion der Mandeln (Tonsillen).

Der Mensch hat zwei Arten von Mandeln: Die Gaumenmandeln sind beidseitig hinten im Mund am Eingang zum Rachen, die Rachenmandeln liegen am Rachendach im Übergang zur Nase. Die Mandeln gehören zu unserem Immunsystem und sind deshalb an diesen Körpereingängen als Abwehrringe platziert.

Die Angina wird meist mit Antibiotika therapiert. Wenn keine Bakterien (Streptokokken) nachgewiesen werden können oder wenn die Gaumenmandeln keine eitrigen Beläge aufweisen, ist es ein virales Problem und demzufolge ist die Antibiotikatherapie wirkungslos. Es gibt biologische Medikamente, die bei einer bakteriellen Angina wirkungsvoller sind als Antibiotika, da sie keine Nebenwirkungen haben.

THERAPIE

Sanukehl-Strep-D6-Tropfen: 1x8 Tropfen
Notakehl-D5-Tropfen: 2x10 Tropfen
Arnica-compositum-Tropfen von Heel: 3x15 Tropfen
Zinkvital-Tabletten: täglich 1x15 mg
Vitamin-C-Tabletten: täglich 2x500 mg

Handelt es sich um eine virale Problematik, gibt es ebenfalls sehr wirkungsvolle biologische Medikamente. Wenn wiederkehrend (rezidivierend) Angina auftritt, muss immer eine Ernährungsumstellung in Betracht gezogen werden.

Bei Kindern sind die Gaumenmandeln oft sehr vergrössert und die schulmedizinische Antwort auf diese Vergrösserung liegt meist im Entfernen der Mandeln. Ich rate allen Eltern von einer Operation ab. Bei der Gaumenmandelvergrösserung liegt die Ursache meist in einer verstärkten Immunabwehr, da das restliche Immunsystem im Darm überfordert ist. Wenn die Kinder keine Milchprodukte mehr konsumieren, werden die Eltern feststellen, dass diese Kinder nicht mehr so häufig Anginaprobleme haben. Auch wenn bei Erwachsenen die Gaumenmandeln immer vergrössert sind, ist eine Ernährungsumstellung mit Milieutherapie angesagt. Als sehr wirkungsvoll haben sich die Injektionen (auch Neuraltherapie) direkt in die Gaumenmandeln mit biologischen Medikamenten erwiesen.

APHTHEN Aphthen sind Mundschleimhautdefekte, die stark störend, vielmals sogar schmerzhaft sein können. Beim Auftreten ist immer an eine allergische Reaktion zu denken. Nicht selten sind Kuhmilch, Eier und Schweinefleisch die Primärallergene. Aber auch Hefe- und Schimmelpilze können eine Ursache für Aphthen sein.

THERAPIE Meine Therapie besteht in einer Ernährungsumstellung und dem Verabreichen von:

- Pefrakehl-Tropfen oder Sanukehl-Cand-Tropfen oder Albicansan-Tropfen: 1 x 10 Tropfen
- Notakehl-Tropfen: 2 x 10 Tropfen
- evtl. Arnica-compositum-Tropfen von Heel: 3 x 20 Tropfen, lange im Mund behalten.

Zusätzlich sollte auf Störherde wie Zahnfüllungsmaterialien im Mund geachtet werden.

ASTHMA BRONCHIALE Unter Asthma bronchiale versteht man eine Krankheit, die mit anfallsweise auftretender Atemnot oder chronischem Husten einhergeht. Asthma ist eine sehr komplexe, kombinierte ernährungs- und spannungsbedingte Krankheit. Bei einer richtigen Ganzheitlichen biologischen Therapie ist Asthma heilbar.

Jedes sechste Kind und etwa fünf Prozent der Erwachsenen leiden unter dieser Krankheit. Asthma hat vielmals eine Erbkomponente, aber trotz dieser Erbanlage kann mit genügend Geduld und Konsequenz Asthma geheilt werden. Wichtig ist, dass so früh wie möglich eine Therapie eingeleitet wird. Die schulmedizinische Therapie besteht im Verabreichen von Cortison, bronchienerweiternden Sprays und dem Beseitigen der Allergieauslöser. Cortisontherapien sind aber lediglich symptomatische Therapien und behandeln nie die eigentliche Ursache. Das Beseitigen der Allergieauslöser beseitigt noch lange nicht die allergische Reaktion des Patienten.

Das Unterdrücken der Symptome führt den Patienten in die Chronizität. Meinen Patienten erkläre ich manchmal, dass Asthma ein Ekzem auf der Schleimhaut in den Lungen sei, vergleichbar mit einem Ekzem auf der Haut. Schleimhautreaktionen sind immer Ausscheidungsreaktionen des Körpers und müssen als solche erkannt werden. In der Ganzheitlichen biologischen Therapie heisst das, dass dieser Ausscheidungsvorgang des Körpers unterstützt werden muss. Wird jetzt aber dieses Symptom mit Cortison unterdrückt, reagiert der Körper an anderen Schleimhäuten und es kann so eventuell eine Gelenkentzündung entstehen.

THERAPIE

Das Problem Asthma muss individuell angegangen werden. Es muss auch die Konstitution des Patienten berücksichtigt werden. Bei erwachsenen Asthmapatienten untersuche ich das Blut mittels des Dunkelfeld-Mikroskops. Mit dieser Diagnosemöglichkeit kann ich das innere Milieu erkennen. So habe ich sehr schnell und für den Patienten ebenfalls nachvollziehbar – über einen Monitor kann der Patient gleichzeitig sein eigenes Blut unter dem Mikroskop betrachten – einen Eindruck über allfällige Belastungen des Körpers.

Bei über 60 Prozent der Asthmatiker kann durch konsequente Ernährungsumstellung und Entsäuerung in Begleitung biologischer Therapie weitgehende Beschwerdefreiheit erreicht werden. Bei etwa einem Drittel der Fälle muss eine leichte psychische Unterstützung erfolgen. Denn Asthma hat vielmals eine psychische Ursache. Asthmatiker haben oft das Gefühl, nicht fähig für ein eigenes Leben zu sein. Die eigenen Bedürfnisse und das Verfolgen der eigenen Ziele kommen zu kurz. Sie geben das eigene Leben auf, aus dem Gefühl anderen helfen oder diese retten zu müssen. Diese Haltung geht so weit, bis sie der Brustkorb einengt und unbeweglich macht und das Atmen erschwert wird. Der Asthmatiker muss den normalen Atemrhythmus wieder lernen: Einatmung, etwas kürzere Ausatmung, Pause usw.

Eine einfache Kneippanwendung bei Asthma begleitet die Ganzheitliche biologische Therapie: Beide Arme werden bis zur Oberarmmitte 30 Sekunden lang in einen Behälter mit kaltem Wasser getaucht. Danach Wasser mit Händen abstreifen und die Arme in schwingender Bewegung trocknen.

AUSLEITUNG In meinen Ausführungen kommt oft der Begriff «Ausleitung» zur Sprache. Mit der Ausleitung versucht man eine verstärkte Entgiftung der Körperorgane und Körpersysteme zu erreichen. Heilen ist Entgiften. Denn gemäss der Homotoxinlehre nach Dr. med. Hans-Heinrich Reckeweg sind Krankheiten nichts anderes als eine Reaktion des Körpers auf Giftstoffe.

Der chronisch entzündete Darm ist ein sehr gutes Beispiel, wie der Organismus zu diesen Giftstoffen kommt. Diese Krankheit ist heute zu einem Hauptübel geworden. Ein kranker Darm mit schädlicher Keimbesiedelung (Dysbakterie), der zum Beispiel durch den Einsatz von Antibiotika verursacht wurde, scheidet nicht mehr alle schädlichen Stoffwechselprodukte aus. Durch verfaulende und vergärende Nahrungsbestandteile entstehen Zersetzungsgifte. Die normale Darmflora wird immer mehr zerstört und krankmachende Schmarotzer gewinnen die Oberhand. Die Darmschleimhaut, normalerweise eine sehr wirksame Schranke gegen alle Gifte, entzündet sich und wird dadurch durchlässig für Schadstoffe, die jetzt den Organismus überschwemmen können. Das Unheimliche dabei ist, dass meist keine lokalen Darmsymptome auftreten, sondern sich entfernte Schleimhäute, wie in den Bronchien (chronische Bronchitis), entzünden. Oder die Haut kann Ekzeme oder Entzündungen zeigen, ohne dass der Arzt die Grundproblematik im

Darm vermutet. Zudem können Gifte auch von aussen in den Körper gelangen und zu Symptomen führen. Die Ausleitungstherapien sind sehr verschieden, richten sich nach dem Beschwerdebild und dem Dunkelfeld-Blutbild. Es können keine konkreten Empfehlungen abgegeben werden.

BANDSCHEIBENSCHÄDEN Die Bandscheiben ermöglichen der Wirbelsäule Beweglichkeit, Elastizität und eine gute Dämpfung bei Schlägen. Die einzelnen Bandscheiben bestehen aus einem äusseren Faserring und einer inneren gallertartigen Masse. Bei einem Defekt des Faserringes kann der gallertartige Kern auf die vorüberziehenden Nervenstränge drücken. Die grösste Belastung der Bandscheiben entsteht an der Lendenwirbelsäule, somit treten in diesem Bereich auch die meisten Schäden auf.

Patienten mit Bandscheibenvorfall an der Lendenwirbelsäule klagen über äusserst starke Schmerzen bei allen Bewegungen. Sie haben meist eine steife Haltung, da sie sich kaum getrauen, sich richtig zu bewegen. Die Schmerzen können bis zu den Füssen ausstrahlen. Mit der Zeit kann es zu Schwächungen und in extremen Fällen zu Lähmungen der Beinmuskulatur kommen. Sogar Blasenstörungen können in seltenen Fällen ihren Ursprung an einer defekten Bandscheibe haben.

Der grösste Teil der Rückenschmerzen ist auf muskuläre Verspannungen zurückzuführen. Diese Verspannungen können allerdings mit der Zeit zu Schäden an den Bandscheiben führen. Jeder Wirbelkörper befindet sich zu seinem Wirbelnachbarn in einem gewissen Kräfte- und Drehmomentgleichgewicht. Das innere und äussere Gleichgewicht des Menschen bestimmt die Haltung von Wirbelsäule und Bewegungsapparat. Wenn bei jungen Menschen immer wieder Ischialgien vorkommen, muss bei den unteren Weisheitszähnen auf einen allfälligen Platzmangel geachtet werden.

THERAPIE In akuten Fällen besteht die Therapie aus Akupunktur, Neuraltherapie und Injektionen mit diversen homöopathischen Medikamenten und dem biologischen Medikament Notakehl. Notakehl gibt es ebenfalls als Zäpfchen und wird vor dem Schlafen genommen.

Wichtig bei wiederkehrenden Problemen ist:
- Störfeld suchen
- Rückenmuskulatur stärken
- Haltungstraining und Gymnastik
- Wichtig ist eine tägliche Zufuhr von: Vitamin C 2000 mg, Calcium 600 mg und Magnesium 300 mg
- Mangan 5–20 mg (unterstützt die Heilung der Knorpel)

Zudem sollte die Ernährung umgestellt werden wie bei den Rheumatikern. Die Psychohygiene und die Konfliktlösung sind meist lebenslange Prozesse. Der Rücken ist das typische Zielorgan bei vielen psychischen Problemen. Der Rückenschmerzen-Mensch fühlt sich geschwächt, hat das Gefühl nicht unterstützt zu werden und die Last alleine nicht tragen zu können.

BASISCHE TEEMISCHUNG Zur unterstützenden Therapie der Übersäuerung empfiehlt sich die sehr wirkungsvolle Teemischung, die Ihnen Ihr Drogist mischen kann:

Fenchelsamen: 125 g
Anis: 50 g
Zinnkraut: 50 g
Kümmel gemahlen: 25 g
Süssholz geschnitten: 25 g

Ein gehäufter Teelöffel wird mit ca. einem halben Liter Wasser aufgekocht. Täglich mindestens einen Liter trinken, je nach Wirkung auch mehr. Diesen Tee empfehle ich vor allem auch Frauen über dem 50. Lebensjahr. Zinnkraut oder auch Ackerschachtelhalm bringt die benötigte Kieselsäure in der kolloidalen Struktur in den Tee, so dass der Körper sie auch aufnehmen kann.

BLASENENTZÜNDUNG Eine Krankheit, die bei Frauen häufiger vorkommt als bei Männern. Sie äussert sich mit Brennen und Schmerzen beim Wasserlösen, häufigem Harndrang sowie Druck und Schmerz im Unterbauch. Da die Harnröhre bei der Frau viel kürzer ist als beim Mann, können leichter Bakterien aus dem Mastdarm in die Blase wandern.

Bei wiederkehrenden Blasenentzündungen muss immer an eine Schwächung des Immunsystems gedacht werden. Die Infektanfälligkeit kann verringert werden durch gesunde Ernährung, weniger Fabrikzucker und weniger Tiereiweisse. Es wird immer wieder geraten, bei einer Blasenentzündung möglichst viel zu trinken. Tatsache ist, dass sich die Bakterien im konzentrierten Urin schlechter entwickeln können. Wenn kontinuierlich viel getrunken wird, verschlechtert sich die Situation. Ein einmaliger Trinkstoss mit etwa 1,5 Liter Zinnkrauttee bewirkt eine Bakterien-Ausschwemmung.

Vor allem bei Frauen kann die Blasenschleimhaut als Ausleitungsorgan dienen. Wenn ein Mensch mit Intoxikationen und Übersäuerung belastet ist, können durch eine Blasenentzündung Giftstoffe und Säure ausgeleitet werden. Bei einer Blasenentzündung sollte nie antibiotisch therapiert werden.

Kürzlich kam eine junge Frau in meine Praxis mit einem Scheidenpilz. Auf meine Frage, wieso sie den Pilz habe, antwortete sie: «Ich hatte eine Blasenentzündung, bekam vom Hausarzt Antibiotika und gleichzeitig gab er mir ein Medikament gegen Scheidenpilz mit der Bemerkung, wenn durch das Antibiotika die Entzündung sich bessere, entwickle sich eine Störung im Darm, die dann ihrerseits einen Scheidenpilz verursachen kann.» Das Problem war dann allerdings, dass der Scheidenpilz sich hartnäckig hielt.

THERAPIE Wie schon mehrmals erwähnt, richtet sich die biologische Therapie nach der Ursache und nicht nach dem Symptom. Also muss entweder eine Ausleitungskur gemacht werden oder eine Darmsanierung. Das Immunsystem sollte ebenfalls aufgebaut werden. In der akuten Situation helfen diverse homöopathische Mittel wie Cantharis, Berberis und Solidago compositum.

Wichtig: Störfelder und Störherde können eine chronische Blasenentzündung verursachen. Ein wichtiges biologisches Medikament, das in dieser akuten Phase als Ersatz von Antibiotika eingesetzt werden muss, ist Notakehl. Sehr gut haben sich dabei die Zäpfchen bewährt. Mit einer sinnvollen Prophylaxe können Blasenentzündungen vermieden werden.

BLUTARMUT (ANÄMIE) Blutarmut ist eine Reduktion des Blutfarbstoffes Hämoglobin. Das ist der Fall, wenn das Hämoglobin beim Mann unter 14 g und bei der Frau unter 12 g pro 100 ml Blut abgesunken ist. Bei einer Anämie ist die Fähigkeit des Blutes, Sauerstoff zu binden und zu transportieren, reduziert. Das führt zu Sauerstoffmangel im gesamten Körper.

Bei einem Viertel der Frauen besteht ein Eisenmangel (Hämoglobinmangel). Die Symptome bei einer Blutarmut zeigen sich in chronischer Müdigkeit, Antriebsschwäche, Reizbarkeit, Blässe, Zungenbrennen, Herzklopfen, Kopfdruck, Atemlosigkeit und dauerndem Frieren, auch bei Wärme.

THERAPIE Zuerst muss abgeklärt werden, weshalb eine Blutarmut besteht. Es genügt nicht, einfach Eisen zuzuführen, das meist schlecht vertragen wird. Es können Tumore, Myome, Erbkrankheiten, Stoffwechselstörungen, Darmentzündungen, Blutbildungsstörungen oder eine starke Menstruation die Ursache sein. Es kommen auch ernährungsbedingte Ursachen für eine Anämie vor, wenn in der Nahrung Eisen, Folsäure und Vitamin B 12 fehlen. Auch ein Vitamin-A-Mangel verstärkt eine Anämie.

Es gibt Fälle, in denen der Körper trotz guter Ernährung einen Eisenmangel aufweist. Dann ist es ratsam, Folgendes einzunehmen:

- Vitamin C: täglich bis 2000 mg
- Vitamin A: bis 10 000 I.E.
- Vitamin B6: 50 mg und Vitamin B12 evtl. Injektionen
- Folsäure: 0,5 mg

BLUTDRUCK Der abweichende Blutdruck ist ein sehr gutes Beispiel, weshalb nie symptomatisch therapiert werden darf, denn dabei wird eine ursächliche Behandlung versäumt. Bei einem kleinen Teil der Patienten mit Bluthochdruck liegt eine organische Ursache vor: Nierenkrankheiten, Gefäss- oder Herzkrankheiten, auch an eine Schilddrüsenstörung muss gedacht werden. Wenn der obere systolische Druck wiederholt über 140–160 mmHg liegt, der untere diastolische Druck über 95 mmHg, muss eine Therapie in Erwägung gezogen werden. Anhaltend hohe Blutdruckwerte schädigen den Körper.

Ich unterscheide ausser den obigen Ursachen noch die drei Grundursachen: Starker Erbfaktor (relativ selten), spannungsbedingt und ernährungsbedingt. Wenn alle organischen Abklärungen getroffen wurden, keine Stress- und Ernährungsfaktoren zutreffen und der Blutdruck trotzdem zu hohe Werte zeigt, ist eine medikamentöse Therapie angezeigt. In allen anderen Fällen sollte die Ursache beseitigt werden.

Die geläufige Meinung, dass der Blutdruck mit zunehmendem Alter steigt, ist falsch. Wenn ein 70-Jähriger einen Blutdruck von 170 haben soll, ist das nicht normal, sondern ein Krankheitszeichen.

In der heutigen Zeit mit zunehmendem Arbeitsdruck, noch mehr Hektik in der Freizeit und dem Fehlen richtiger Entspannung kann sich leicht bei gewisser Veranlagung eine Abweichung der Blutdruckwerte nach oben oder auch unten ergeben. Die weitaus meisten Blutdruckerhöhungen entstehen durch falsche Ernährung, durch übermässigen Konsum von Alkohol und durch Bewegungsmangel. Es gibt keine einheitlichen Blutdruckwerte, die auf alle Menschen übertragbar sind. Je

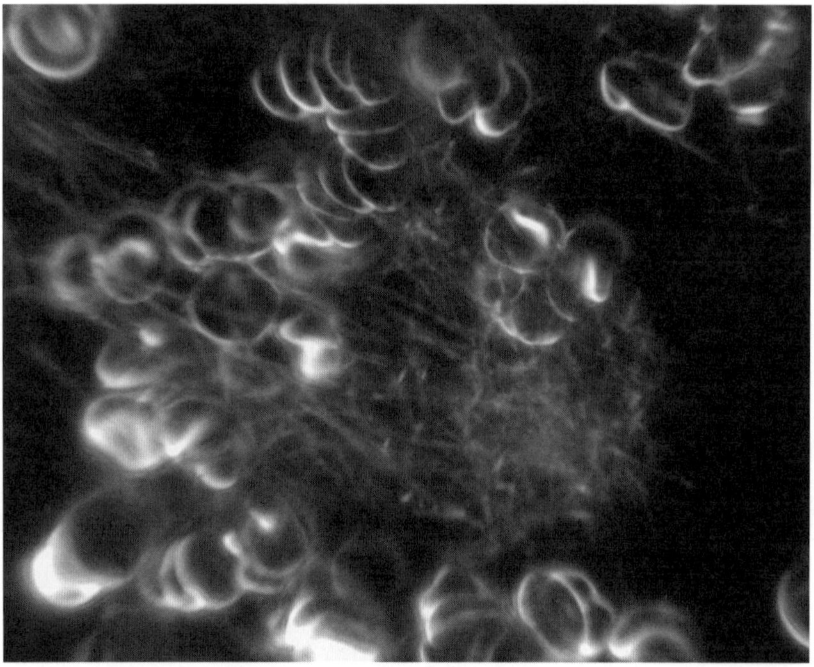

Ein typisches Blutbild bei Bluthochdruck (Hypertonie).

nach Konstitution und je nach Veranlagung des vegetativen Nervensystems sind die Blutdruckwerte unterschiedlich zu bewerten.

Mit der Dunkelfeld-Mikroskop-Diagnostik kann ich sehr gut die häufigsten Ursachen erkennen, aber auch der Individualität Rechnung tragen. Ein typisches Blutbild bei Bluthochdruck (Hypertonie) zeigt das Bild links. Die geldrollenähnlichen Gebilde sind die roten Blutkörperchen, sie sollten wie im Bild rechts als einzelne runde Zellen sichtbar sein. Dort, wo sich keine Zellen befinden, muss sich ein schwarzer Untergrund zeigen. Bei den feinsten dünnen Fäden, die sichtbar sind, handelt es sich um eine so genannte Filitbildung, die aufgrund der Weiterentwicklung des Symbionten Mucor racemosus entstehen. Die Ursache, dass das Blut im Dunkelfeld-Mikroskop so aussieht, ist eine langzeitli-

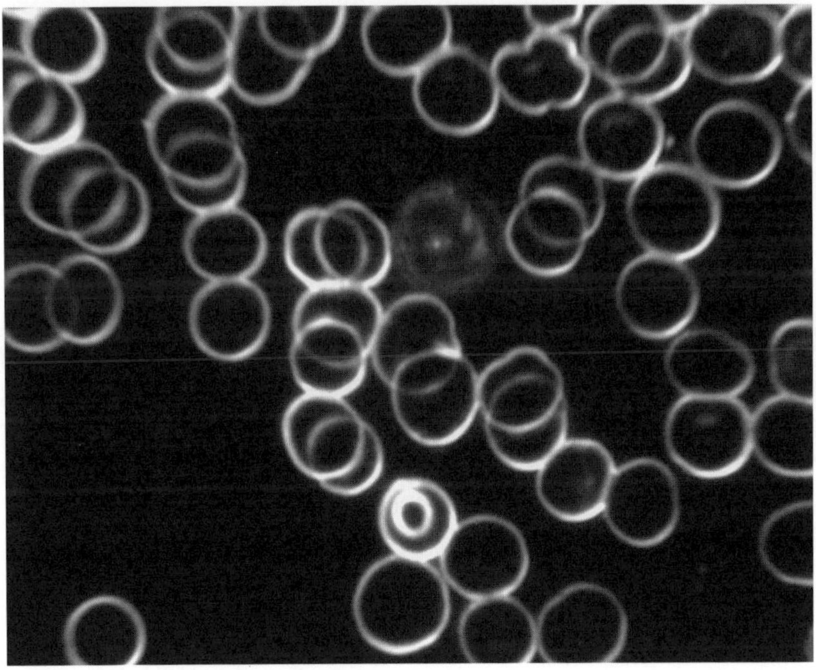

Gutes Dunkelfeld-Mikroskop-Blutbild.

che Übersäuerung des Körpers und kann zu Bluthochdruck, Durchblutungsstörungen der Beine, Herzinfakt oder Hirnschlag führen.

THERAPIE Die Therapie besteht in erster Linie im Ändern des inneren Milieus:
Das heisst, die ersten drei Monate eiweissfreie Ernährung und eine Isopathische Therapie:
- Mucokehl: täglich 2 Tabletten
- Lactovis: täglich 3x20 Tropfen

Orthomolekulare Therapie:
- Omega-3-Fettsäuren (EPA) in Form von Fischölkapseln: 3x2 Kapseln zum Essen
- Calcium 1–1,5 g und 400–600 mg Magnesium Basemischung einnehmen

Auch nach der Therapie hat seine Gütigkeit: mässiger Alkoholkonsum, kein Nikotin, genügend Bewegung, Stressbewältigung, genügend Wasser trinken: das heisst 1,5–2 Liter pro Tag, und das Gewicht kontrollieren.

BRONCHITIS Vielmals beginnt eine Bronchitis mit Husten. Wenn die Symptomatik stärker wird und zusätzlich Atemnot bei Belastung und Abhusten von zähem Schleim auftritt, kann das der Beginn einer Bronchitis sein. Wenn eine Bronchitis nicht absolut ursächlich behandelt wird, kommt es mit der Zeit zu einer Verschlimmerung der Symptome, die oftmals zu einer Invalidität führen kann.

Durch die chronische Entzündung der Bronchienschleimhaut wird vermehrt Schleim abgesondert. Durch diese Verschleimung der Bronchien kann nicht mehr richtig ausgeatmet werden, was die Lungenfunktion stark beeinträchtigt und der Betroffene leidet an einem chronischen Sauerstoffmangel. Dieser Sauerstoffmangel (Zyanose) zeigt sich in einer Blauverfärbung der Lippen und einer Leistungsminderung.

Weil eine Bronchitis schwerer zu therapieren ist als eine Lungenentzündung, muss bereits sehr früh bei den ersten Anzeichen einer Bronchitis den Ursachen auf den Grund gegangen werden. Vor allem Männer neigen dazu, die ersten Symptome zu ignorieren mit der Bemerkung, dass dies ihr normaler Raucherhusten sei. Sehr oft sind die Ursachen beim Rauchen zu finden, aber auch Belastungen durch chemische Substanzen sowie Staub bei Holz- und Steinbearbeitung können zu Problemen der oberen Luftwege führen.

Die chronische Entzündung der Bronchienschleimhaut ist aus biologischer Sicht nichts anderes als ein Ausleitungsvorgang des Körpers. Eine ursächliche Therapie besteht darin, diesen Ausleitungsvorgang zu unterstützen, indem Schadstoffe gebunden werden und über andere Ausleitungswege wie Nieren, Darm oder Haut zusätzlich ausgeleitet werden. Nicht zu vergessen ist das Eliminieren der äusseren Belastung. Es sollte selbstverständlich sein, dass das Rauchen eingestellt und wenn nötig bei der Arbeit eine Schutzmaske getragen wird.

Eine wichtige Ursache, die meist vergessen wird, ist der Konsum von Milch. Kuhmilch kältet und verschleimt die oberen Luftwege.

Wie jede andere Krankheit hat auch die Bronchitis eine psychische Komponente. Das Festhalten an der Vergangenheit, einen Verlust aus der Vergangenheit nicht loslassen wollen und dabei mit starker Kraft und Entschlossenheit, allein durch Willenskraft vorwärts zu gehen. Klarheit und das Loslassen muss erarbeitet werden!

THERAPIE

Eine Bronchitis kann gut biologisch therapiert werden, folgende Therapie hat sich bewährt:

- Aufbau des Immunsystems mit evtl. Echinacea, Engystol, Arnica etc.
- Normalisierung der Schleimhaut mit Mucosa-compositum-Ampullen
- Ausleitung von Schleim mit Cerivikehl-Tropfen: 3 x 10 Tropfen

- Aktivierung des Lymphsystems mit Lymphmitteln
- Milieutherapie mit Mucokehl und Ruberkehl: Ruberkehl evtl. als Suppositorien
- Reizverstärkung und entzündungshemmend: Notakehl-Tropfen: 2x10 Tropfen

Therapie nur durch einen ausgewiesenen Naturarzt.

BULIMIE (BULIMIA NERVOSA) Die Bulimie ist eine Störung des Essverhaltens, bei der suchtartige Heisshungeranfälle von absichtlich herbeigeführtem Erbrechen abgelöst werden. Bulimie, wie auch Magersucht (Anorexia nervosa), sind Essstörungen, die früher vorwiegend bei jungen Frauen vorkamen. Heute stelle ich fest, dass Bulimie auch bei Frauen höheren Alters vorkommt. Bei diesen beiden Essstörungen liegen meist keine organischen Krankheiten vor, sondern es handelt sich um psychogene Störungen.

Bei der Bulimie hat die Patientin ein starkes Bedürfnis nach Liebe und Fürsorge und sie versucht es durch Essen zu kompensieren. Doch wegen der Gefühle der Bedürftigkeit schädigt sie sich selber. Die Bulimiepatientin hat Angst, durch eine allfällige Gewichtszunahme an Anerkennung und Anziehungskraft zu verlieren. Diese Menschen fühlen sich einerseits hilflos und andererseits stellen sie sehr hohe Erwartungen an sich selbst. Sie suchen meistens einen Tyrannen in ihrer Umgebung und merken gar nicht, dass sie sich selber am meisten tyrannisieren. Durch das egozentrische Verhalten wird die Patientin daran gehindert ihr Umfeld wahrzunehmen. In der Psyche der Patientin steckt eine grosse Angst, aber auch ein grosses Bedürfnis nach Intimität und einer geistig spirituellen Liebesgemeinschaft.

DARMENTZÜNDUNGEN Für die Schulmedizin sind die beiden Krankheiten Dickdarmentzündung (Colitis ulcerosa) und Dünndarmentzündung (Morbus Crohn) therapeutisch unlösbare Probleme. Es wird mit Cortison therapiert, bis schliesslich auch hohe Cortisongaben nichts mehr nützen und chirurgisch interveniert werden muss mit dem Entfernen der am stärksten entzündeten Dickdarmabschnitte. Dass das chirurgische Entfernen von Teilstücken des Dickdarms nicht eine Therapie darstellt, sondern ganz klar die therapeutische Hilflosigkeit der Medizin aufzeigt, sollte jedem Colitispatienten einleuchten.

Colitis ulcerosa ist eine Dickdarmerkrankung, bei der sich an der Darmwand Geschwüre bilden. Die Morbus-Crohn-Krankheit tritt sowohl im unteren Bereich des Dünndarms als auch im Dickdarm auf und ist eine Entzündung aller Darmschichten. Dementsprechend ist die Ursache und Behandlung der beiden Krankheiten dieselbe.

Die Erfahrungen in meiner Praxis zeigen die folgenden Ursachen:

- Allergische Reaktionen auf Lebensmittel und Getränke mit gleichzeitiger Übersäuerung und Übereiweissung, was zu einer Störung in der Darmschleimhaut führt mit gleichzeitigem Abbau der Darmzotten.
- Dysbiose der Darmschleimhaut.
- Candida-Besiedlung im Dickdarm.
- Durch den Schleimhautabbau entwickelt sich eine gewisse Immunschwäche (Reduktion von Immunglobulin IgA)

Durch diese Darmschleimhautstörung werden Proteine, Toxine und Schwermetalle leicht aufgenommen. Mängel an Spurenelementen, Mineralstoffen und Vitaminen sind bei diesen Patienten äusserst verbreitet, da für eine optimale Aufnahme der Nährstoffe eine intakte Darmschleimhaut benötigt wird.

THERAPIE Die Therapie besteht im Beseitigen der obigen Ursachen. Bei keiner anderen Krankheit, ausser bei Krebs, wird vom Patienten ein so striktes Mitmachen gefordert. Es ist nicht damit getan, einfach Medikamente einzunehmen,

sondern der Patient muss eine strikte Ernährungsumstellung einhalten, ausserdem sollte er Geduld und Durchhaltewillen aufbringen.
Langfristig ist eine hypoallergene Kost nach Dr. med. Konrad Werthmann empfohlen, die folgende Nahrungsmittel und Emulgatoren nicht enthalten darf:

- Schweinefleisch und dessen Produkte (Würste etc.)
- Kuhmilch und deren Produkte (Quark, Jogurt)
- Hühnereier
- Sardinen, Sardellen
- Hasenfleisch
- Zitrusfrüchte
- Fabrikzucker, zuckerhaltige Getränke
- E-Nummern bis 173

Zur Ernährungsumstellung kommt eine biologische, medikamentöse Therapie. Gleichzeitig sollte das orthomolekulare Milieu mit der Verabreichung folgender Produkte korrigiert werden: Vitamin A, Vitamin E, Vitamin-B-Komplex, Zink, Omega-3-Fettsäuren in Form von Fischölkapseln.

Hält sich der Patient an alle Vorgaben, so sind in der Regel nach einer individuellen Zeitspanne von drei bis sechs Monaten die meisten Symptome beseitigt. Was aber nicht heisst, dass der Patient, wenn keine Beschwerden mehr da sind, auf eine normale Ernährung umstellen darf. Gewisse Einschränkungen wird er immer auf sich nehmen müssen.

DEPRESSION Das Wort Depression, das vom lateinischen Verb deprimere abstammt, heisst so viel wie niederdrücken oder herabziehen. Depressionen kommen in der Bevölkerung sehr viel häufiger vor als allgemein angenommen. Von schweren Formen ist rund ein Prozent der Bevölkerung betroffen. Bei jedem fünften Menschen finden sich leichte, unterschwellige Formen. Wenn ein Patient unter Depression leidet, hat er bedrückende Gefühle, es zeigen sich Hoffnungslosigkeit, Traurigkeit, Melancholie und Resignation. Es gibt Patienten, die in der depressiven Phase geistig und körperlich leistungsunfähig sind, sie sind blockiert.

Die meisten Depressionen, die ich in meiner Praxis sehe, treten nach Belastungssituationen auf. Langzeitliche grosse Belastungen können sich an Arbeitsplätzen oder aber in schwierigen familiären Situationen ergeben. Vielmals ist ein Mangel an Selbstachtung vorhanden und die damit verbundene Weigerung, das Leben in die Hand zu nehmen und weiterzuführen. Vorgängige Enttäuschungen, Verluste oder unerfüllte Erwartungen können zu diesem Mangel an Selbstachtung führen. Verstärkend zu diesen psychischen Konstellationen kommen Umweltbelastungen, Schwermetallbelastung (Amalgam), Elektrosmog, Mangel an Spurenelementen und Mineralstoffen.

THERAPIE Die Therapie besteht in erster Linie darin, den Patienten nicht noch mehr unter Druck zu setzen. Äusserungen wie «Sie müssen sich zusammennehmen», «Sie können das doch», «Sie müssen nur wollen» sind Druckversuche und bringen dem Patienten gar nichts, sondern belasten ihn noch mehr. Der Patient erhält noch mehr das Gefühl, ein Versager zu sein.

Im Weiteren müssen der Patient, das persönliche Umfeld des Patienten und der Therapeut der Krankheit Depression die nötige Akzeptanz entgegenbringen. Der Patient muss lernen, dass er kein Versager ist, sondern dass er seinen Stellenwert in der Gesellschaft hat wie jeder andere auch. Das Erkennen von nur schon kleinsten Fortschritten und die dazugehörige Belobigung sind wichtig.

Unterstützend wirkt eine orthomolekulare Therapie mit:
- Vitamin-B-Komplex-Tabletten: 1 Tablette zum Frühstück
- Vitamin B 12: wöchentliche Injektionen
- Vitamin C: hohe Dosierung 2–5 g täglich
- Magnesium: 400–600 mg täglich
- Wichtig sind das Weglassen von Koffein und des übermässigen Konsums von raffinierten Zuckern.
- Regelmässige sportliche Betätigung kann das Wohlbefinden steigern.
- Hypericum-Tropfen: 3x2 Tropfen täglich, und Passiflora-Tropfen der Firma Cores: 3x2 Tropfen täglich, können das Wohlbefinden etwas steigern und bringen dem Patienten das Sonnenlicht ins Gemüt.

DIABETES MELLITUS (ZUCKERKRANKHEIT) Der Altersdiabetes (Typ II-Diabetes) ist eine ernährungsbedingte Zivilisationskrankheit und ist der am meisten vorkommende Diabetes. Eine weitere Diabetesform ist der juvenile Diabetes (Typ I-Diabetes), der in der Kindheit beginnt. Die Ursache ist eine Autoimmunreaktion gegen die insulinproduzierenden Zellen.

THERAPIE Der beste Schutz gegen Altersdiabetes ist das Vermeiden von Übergewicht und eine Ernährung mit wenig raffinierten Kohlenhydraten, hingegen mit viel komplexen Kohlenhydraten und Nahrungsfasern. Nahrungsmittel wie Gemüse, Salate, Früchte, Hülsenfrüchte und Voll-

korngetreide sind das Richtige, es sollten aber auch gute Pflanzenöle verwendet werden.
Nahrungsmittel mit viel Zucker und wenig Faserngehalt (Rosinen, Datteln, Feigen) meiden.
Alle Produkte mit Fabrikzucker (weiss, braun oder roh) meiden.
Weissmehlprodukte meiden.
Ebenfalls nicht in den Ernährungsplan gehören: Kartoffeln, geschälter Reis, Kaffee, Alkohol und selbstverständlich gezuckerte Getränke wie Cola.
Eine sehr grosse Unterstützung bei Diabetes ist die Einnahme von:
- Chrom-Tabletten: 1 Tablette vormittags
- Multimineral-Tabletten: 2 Tabletten zum Frühstück
- Um Spätschäden zu vermeiden, ist die Einnahme von Antioxidantien zu empfehlen.

DUPUYTREN'SCHE FINGERKONTRAKTUR Hier handelt es sich um eine Beugekontraktur der Finger infolge Verhärtungen und Schrumpfungen bestimmter Sehnen in der Handinnenfläche (Palmaraponeurose). Diese Krankheit tritt vorwiegend bei Männern auf. Der Verlauf der Krankheit und der Schweregrad werden in fünf Stadien eingeteilt. In über 50 Prozent der Fälle ist die Ursache in einer Leberbelastung und Fehlernährung zu finden. Durch das Verändern des inneren Milieus wird durch den Aspergillus niger (Symbiont sämtlicher Säugetiere) eine pathologische Veränderung an den Sehnen, Bändern und am Gewebe in der Handinnenfläche vollzogen, die zu diesen massiven Deformationen führen können.

Wird die Krankheit im ersten Stadium erkannt, kann durch eine biologische Therapie die Weiterentwicklung gestoppt werden, in einigen Fällen ist die Entwicklung reversibel.

THERAPIE

- Mucokehl-Tabletten: täglich 2 Tabletten 1 Stunde vor dem Frühstück
- Nigersan-Tabletten: tägl. 2 Tabletten vor dem Schlafen
- evtl. Langzeittherapie mit Liv-52-Tabletten: 3x2 Tabletten
- Vitamin-B-Komplex-Tabletten: 2 Tabletten zum Frühstück
- Vitamin-E-Kapseln 800 I. E.: täglich zum Frühstück
- diverse Lebermittel
- Neuraltherapie
- Injektionen mit Nigersan und Kalmia an Verhärtungen in der Hand
- Ernährungsumstellung
- keinen Alkohol und Zucker
- Einnahme von Basemitteln

DURCHFALL (DIARRHOE) Wenn jemand mehr als drei- bis viermal täglich Stuhlgang hat, der Stuhl dünn bis flüssig ist, spricht man von Durchfall. Meist sind Durchfälle von kurzer Dauer und eine Folge von viralen oder bakteriellen Infektionen.

Der Körper kann sich sehr gut selber helfen. Man sollte darauf achten, dass der Körper nicht zusätzlich durch falsche Ernährung belastet wird. Am besten ein bis zwei Tage nichts essen, dafür viel trinken, denn der Körper verliert viel Flüssigkeit und Salz. Fettfreie Gemüsebouillon und gesüsster Tee eignen sich gut.

Wichtig: Wenn der Durchfall länger als eine Woche dauert, muss eine genaue Diagnose gestellt werden. Achtung: Bei Säuglingen und älteren Menschen besteht die Gefahr der Austrocknung (Dehydration).

Vielmals wird einfach das Symptom Durchfall zu beseitigen versucht, indem zum Beispiel Antibiotika verschrieben werden. Das ist meist unnötig, vielmals sogar kontraproduktiv, weil damit die Darmflora noch mehr geschädigt wird und so keine Heilung eintreten kann oder Folgekrankheiten wie Pilzerkrankungen sich einstellen können. Können Darmkrankheiten wie Colitis ulcerosa, Morbus Crohn, Karzinom und eine Nahrungsmittelallergie ausgeschlossen werden, kann sehr gut, auch in hartnäckigen Fällen, homöopathisch therapiert werden.

THERAPIE

- Fortakehl-Tabletten: 2 Tabletten 1 Stunde nach dem Abendessen
- Veratrum-Homaccord-Tropfen von Heel: 3–4 x 15 Tropfen

Je nach weiteren Symptomen (Krämpfe etc.) kommen noch andere biologische Mittel hinzu.

Vitamin-A-Mangel erhöht das Risiko für eine Infektion wie Durchfall um das Zwei- bis Dreifache.

ENZYME Enzyme sind Biokatalysatoren, ohne die es kein Leben gäbe. Sie steuern fast alle Stoffwechselvorgänge bei Mensch, Tier und Pflanzen. Enzyme sind kompliziert aufgebaute Eiweisskörper, die als Biokatalysatoren biochemische Reaktionen in unserem Körper in Gang setzen oder beschleunigen. Enzyme werden schon seit Menschengedenken eingesetzt, zum Beispiel bei der Herstellung von Wein, Bier oder Käse. Die alten Ägypter nannten den geheimnisvollen Wirkstoff, den sie als Voraussetzung aller Lebensvorgänge ansahen, Aliksir, wovon sich unser Begriff Elixier ableitet.

Enzyme werden therapeutisch zum Beispiel bei Entzündungen und Tumoren eingesetzt. Durch eine Enzymbehandlung wird der Ablauf des Entzündungsprozesses beschleunigt, Schwellung und Schmerz bilden sich rasch zurück, ohne dass dabei die natürlichen Abwehrkräfte des Organismus geschädigt werden. Schädliche Wirkungen von Bestrahlungen werden zum Teil vermieden, giftige Zerfallsprodukte von Tumoren abgebaut. Häufig werden Enzyme blockiert durch Umweltbelastungen wie zum Beispiel Schwermetalle, dann werden Ausleitungstherapien eingesetzt.

FIBROMYALGIE-SYNDROM Das Fibromyalgie-Syndrom äussert sich in Schmerzen am Bewegungsapparat. Der Beginn ist meist schleichend, zuerst schmerzt zum Beispiel ein Schultergelenk, dann kommen weitere Gelenke, Sehnen und Bänder dazu. Aus dem lokalisierten Problem entsteht ein chronisches Leiden, das den Menschen in seiner Ganzheit stark betrifft. Sehr viel mehr Frauen sind vom Fibromyalgie-Syndrom betroffen als Männer.

Die anfänglichen Schmerzen am Bewegungsapparat lassen auf ein rheumatisches Problem schliessen und werden von der Schulmedizin auch dementsprechend therapiert. Wenn zu den anfänglichen Schmerzen weitere, meist funktionelle Störungen an Organen oder Organsystemen, dem Nervensystem oder an Genitalorganen treten, verstärkend Gefühlsschwankungen dazu kommen, dehnt sich die Liste der behandelnden Fachärzte vom Rheumatologen bis zum Psychiater aus.

Wenn die intensiven fachärztlichen Interventionen zu keinem Erfolg führen, alle Laboruntersuchungen und alle weiteren apparativen diagnostischen Möglichkeiten ausgeschöpft sind, kommt die ärztliche Fachwelt zum Ergebnis, dass es sich bei diesen Symptomen entweder nur um eine Einbildung handle, eine Depression vorliege oder dass es sich um ein grundsätzlich psychisches Geschehen handeln könne. Also rät die Fachwelt der Patientin, sie solle das Problem selber lösen, indem sie Yoga oder autogenes Training betreibe und vor allem solle sie sich endlich einmal zusammennehmen. Schliesslich zeigt sich die Medizin dann noch so grossherzig und verabreicht der Patientin Schmerzmittel wie Antibiotika, Antidepressiva und so weiter.

Die Patientinnen, die mit der Diagnose Fibromyalgie in meine Praxis kommen, haben meist resigniert, eine Odyssee von Facharztbesuchen hinter sich und leben mit der Gewissheit, dass ihr Leiden unheilbar ist. Sie glauben, dass sie mit der Zeit vom Rollstuhl abhängig sein werden und dem persönlichen Umfeld noch mehr zur Last fallen.

Sehr interessant ist bei dieser Krankheit die Verknüpfung von Psyche und Körper beziehungsweise diejenige von seelischer Belastung und Veränderungen im Bindegewebe in Kombination mit Stoffwechselstörungen und Intoxikationen. Kein anderes Krankheitsbild veranschaulicht so schön die Ganzheit von Geist, Seele und Körper.

Das Bindegewebe ist das von der Krankheit am meisten betroffene System. Sehnen, Bänder, Knochen, aber auch das Blut gehören zum Bindegewebe. Das Bindegewebe macht aus den einzelnen Organen und Organsystemen den Menschen. Es ist das System, das Halt und Verbindung schafft. Weil das Blut ebenfalls zum Bindegewebe gehört, kommt eine seelische Komponente sehr stark mit ins Spiel. Das Blut ist das verbindende Element zwischen der Seele und der biologischen Masse Körper.

Wenn aus dieser Sicht das Fibromyalgiesyndrom betrachtet wird, kann ein Teil der Ursachen in einem geistig-seelischen Konflikt gesehen werden. Weitere Ursache ist eine Summe verschiedener Komponenten. An erster Stelle steht eine Fehlernährung, daraus resultierende Darmstörungen mit Belastungen des Immunsystems und Allergien. Zu den weiteren Ursachen gehören Elektrosmog und Intoxikationen mit Schwermetallen aus der Umwelt sowie aus Amalgamfüllungen.

Wenn nun ein derart belastetes System Mensch mit chemischen Medikamenten zusätzlich belastet wird, werden zusehends die Selbstheilungskräfte reduziert, Regulationsblockaden im Mesenchym (Muttergewebe aller Formen von Stütz- und Bindegeweben) und Immunsystem werden verstärkt und der Mensch wird kränker trotz Therapie.

Das soziale Umfeld der Patientin, das einerseits zu den ursächlichen Komponenten gehört, reagiert auf den ausbleibenden Therapieerfolg mit zusätzlichem Druck, was zu nie endenden ursächlichen, sich im Kreis drehenden Heilungsblockaden führt.

THERAPIE Eine Ganzheitliche Therapie besteht in einer Milieutherapie mit Ernährungsumstellung – wie bei Rheumaerkrankungen – und der Ausleitung von Schwermetallen und weiteren Intoxikationen. Sehr wichtig ist die psychische Begleitung der Patientin, indem ihr aufgezeigt wird, dass das Halt gebende System, das Bindegewebe, entgleist ist und demzufolge unter anfänglichem Einbezug des Therapeuten aufgegleist werden muss. Zudem muss das soziokulturelle Umfeld kritisch betrachtet und allenfalls korrigiert oder akzeptiert werden.
Für einen Therapeuten eine grosse Herausforderung, die es sich lohnt anzunehmen, um den Horizont im ganzheitlichen Spektrum zu erweitern. Wenn die Patientin das Gleichgewicht und die Stabilität erreicht hat und wieder die verschiedenen Farben ihres Lebenslichts sieht, ist es für alle Beteiligten eine schöne ganzheitliche Erfahrung.

FIEBER «Wissen Sie, ich bin sehr gesund, ich bekomme nie Fieber!» Eine Aussage, die ich oft höre. Die Leute sind dann etwas schockiert, wenn ich ihnen erzähle, dass dem nicht so ist, sondern ganz im Gegenteil. Nie Fieber zu bekommen, ist ein Anzeichen von Regulationsstarre. Die Selbstheilungskräfte sind reduziert, der Mensch ist krank, ohne dass er es merkt. Fieber bewirkt eine Aktivierung der Biokatalysatoren und Stoffwechselreaktionen. Fieber ist eine Reaktion unseres Immunsystems und ist ein vorteilhafter Effekt. Dem gegenüber stehen verschiedene damit verbundene Beschwerden wie Kopfschmerzen und Krankheitsgefühl, die im leichten Fall zu akzeptieren sind.

Ist das Fieber über mehrere Tage sehr hoch und der Grund nicht offensichtlich, muss er gesucht und allenfalls therapiert werden.

FIEBERBLÄSCHEN (HERPES SIMPLEX) Das Herpes-simplex-Virus ist ubiquitär, das heisst beim Menschen immer und überall vorhanden. Kaum ist das kleine Menschenkind auf der Welt, wird es vom Virus angesteckt. Weil das Kleine doch so herzig ist, wird es dauernd von Jung und Alt geküsst und dabei wird das Virus übertragen.

Wenn das Virus durch das Immunsystem nicht mehr unter Kontrolle gehalten werden kann, kommt es zu Herpesinfektionen. Die Fieberbläschen an den Lippen sind wohl lästig, aber ungefährlich. Anders sieht es aus, wenn das Virus ein Auge befällt oder wenn ein Genitalherpes bei Schwangeren entsteht, der während der Geburt auf den Säugling übertragen werden kann. In solchen Fällen ist ärztliche Hilfe notwendig.

Normalerweise hat unser Immunsystem das Herpesvirus gut unter Kontrolle. Wenn aber das Immunsystem überfordert wird durch Stress, Ärger, Sorgen, starke Sonnenbestrahlung oder fieberhafte Krankheiten kann sich innerhalb von Sekunden Herpes ausbreiten. An den Lippen macht sich ein stechendes Spannungsgefühl bemerkbar und es entstehen Fieberbläschen. In der Regel ist keine ärztliche Intervention nötig. In meiner Praxis hatte ich jedoch schon Herpespatienten, bei denen die Infektion den gesamten äusseren Mund inklusive Nase in ein grosses Geschwür verwandelt hat.

Herpesinfektionen können am weitaus besten mit isopathischen Medikamenten behandelt werden. Es ist sehr schön mit anzusehen, wie starker Herpesbefall in wenigen Tagen geheilt werden kann.

THERAPIE

- Quentakehl-Tropfen: täglich 1 x 8 Tropfen oral und auf befallene Hautstelle
- Sanukehl-Prot-Tropfen: 1x 5–10 Tropfen oral oder Ellenbeugen einreiben
- Grifokehl-Tropfen: 1x 10 Tropfen oral
- Vitamin-B-Komplex-Tabletten: 1 Tablette zum Frühstück

Wichtig: Bei wiederkehrenden Herpesinfektionen besteht ein Lysinmangel, der mit L-Lysin-Kapseln über lange Zeit behandelt werden kann: 0,5 g zur Vorbeugung gegen Rückfälle, 2–4 g beim Ausbruch der Krankheit.

GICHT Gicht ist eine Stoffwechselkrankheit (Purinstoffwechsel), bei der starke Gelenkentzündungen auftreten. Bei der Gicht spielt sicher eine gewisse familiäre Veranlagung eine Rolle, aber nur diese Veranlagung alleine löst nie Gicht aus. Das Gichtproblem eignet sich der Einzelne an. Bei einem Gichtanfall ist das betroffene Gelenk, meist Grosszehen- oder Daumengrundgelenk (auch andere Gelenke können betroffen sein) äusserst schmerzhaft entzündet. Der Gang zum Hausarzt ist meist aufgrund der Schmerzen notwendig.

Gicht ist eine Zivilisationskrankheit. Durch den Konsum von Alkohol, Fleisch (die besten Stücke) und Medikamenten, dem zu wenig Trinken (Wasser) sowie durch psychische Belastungen können sich Harnsäurekristalle bilden, die eine gewisse Affinität zu den Gelenken haben und so als Fremdkörper im Gelenk die Schmerzen und Entzündungen verursachen.

Wenn die Medizin in der heutigen Zeit behauptet, dass keine Ernährungsumstellung notwendig sei, dass das Problem mit Medikamenten ohne Weiteres im Griff gehalten werden kann, so handelt es sich dabei um eine symptomatische Unterdrückung, die nichts mit Heilung zu tun hat.

Um ursächlich das Problem anzugehen, muss die Purinsäure aus der Nahrung gestrichen werden wie bei der Ernährungsumstellung bei Rheuma. Purinsäure entsteht auch durch den Zusammenbruch von Gewebeprotein. Also steht an erster Stelle die vermehrte Ausscheidung von Purinsäure. Hohe Dosen von Vitamin C (2 g pro Tag) aktivieren die Ausscheidung von Purinsäure. Aber Vorsicht: Gewisse Vitamin-C-Präparate können den Körper zusätzlich übersäuern.

THERAPIE Isopathische Milieutherapie mit:

- Mucokehl-Tabletten und Nigersan-Tabletten
- Immunmodulation, Utilin-Kapseln: 2 Kapseln pro Woche 2 Stunden vor dem Frühstück
- Immer die Leber in der Therapie mitberücksichtigen!
- Täglich: 2x Basemischungen einnehmen
- Täglich: 2 Vitamin-B-Komplex-Tabletten zum Frühstück

  Sehr wichtig: genügend trinken (2 Liter Wasser pro Tag).

Gicht macht auch auf eine interessante psychische Komponente aufmerksam. Gicht verursacht eine Steifhaltung der Gelenke und gewisse Handgriffe können nicht oder nur schwer gemacht werden. Der Patient steckt in seiner Lebenshaltung fest, ist starr und unflexibel. Wichtigen Angelegenheiten geht man aus dem Weg, das persönliche Vorwärtskommen ist blockiert.

GÜRTELROSE (HERPES ZOSTER) Die Gürtelrose wird durch ein Virus verursacht. Es handelt sich um dasselbe Virus, das auch die Windpocken auslöst und viele Jahre oder Jahrzehnte später die Gürtelrose auslösen kann. Die Herpes-Zoster-Viren bleiben ein Leben lang im Körper. Solange das Immunsystem gesund, aktiv und unbelastet ist, werden die Viren immer unter Kontrolle gehalten. Wird dann das Immunsystem durch Krankheiten wie zum Beispiel Aids oder durch psychische Belastungen wie Sorgen und Ängste, durch Alkoholmissbrauch oder ganz einfach durch das Älterwerden geschwächt, kann die Kontrolle über die Viren verloren gehen. Die Herpes-Zoster-Viren lauern im Bereich der Nervenwurzeln im Rücken, und wenn sie nicht mehr kontrolliert werden, breiten sie sich den Nervenbahnen entlang aus, führen zu

Nerven- und Hautentzündungen. Ein sicheres Anzeichen eines Herpes-Zoster-Infektes sind die Hautbläschen.

Bevor die Hauterscheinung zu Tage tritt, klagen die Patienten über Müdigkeit. Beim Ausbruch der Gürtelrose kann es zu heftigsten, brennenden und stechenden Schmerzen kommen.

THERAPIE Wie bei den Fieberbläschen kann auch hier die Ganzheitliche biologische Medizin äusserst wirkungsvoll therapieren.

Die Gürtelrose wird mit isopathischen Medikamenten therapiert:

- Quentakehl- und Notakehl-Injektionen in die betreffenden Hautbezirke

Oral werden folgende Mittel verabreicht:

- Sanukehl-Prot-Tropfen: 2 x 8 Tropfen
- Grifokehl-Tropfen: 2 x Tropfen
- Quentakehl-Tropfen: 2 x 8 Tropfen
- Wichtig: Vitamin-B-Komplex-Tabletten: 2 Tabletten zum Frühstück
  Lysin-Kapseln: täglich 3 Kapseln
  Zink-Tabletten: täglich 2 Tabletten
- zusätzlich Notakehl-Salbe auf die betroffenen Stellen einreiben

Im Weiteren ist es sehr wichtig, den Patienten über die Ursache aufzuklären. Auslösende emotionale Reize sollten erkannt und möglichst ausgeschaltet werden. Weitere psychische Überlastungen und Stress sind abzubauen. Der Patient muss vielleicht lernen, das, was nicht verändert werden kann, zu akzeptieren. Meines Erachtens ist es auch sehr wichtig, dass sich die Patienten keine Vorwürfe machen. Eine Gürtelrose kann sehr schwierig präventiv verhindert werden. Im Infektionsfall allerdings sind gewisse Vorsichtsmassnahmen angebracht, um die Krankheit nicht auszuweiten.

HÄMORRHOIDEN Im After besitzt der Mensch ein Schliesssystem mit Muskeln und einem Schwellkörper, die einen sicheren Verschluss gewährleisten. Erweitern sich die Blutgefässe in diesem Schliesssystem, was zu Knotenbildung führen kann, spricht man von Hämorrhoiden.

Nicht alle Beschwerden am Darmausgang sind Hämorrhoiden. Juckreiz durch Analekzem oder brennende Schmerzen durch Analfissuren werden meist als Hämorrhoiden bezeichnet, was aber nicht immer der Fall ist. Auch Hautfalten am Darmausgang, sie kommen bei Frauen nach Geburten öfters vor, sind keine Hämorrhoiden und bedürfen keiner Behandlung.

Blutungen aus dem Darm oder Blut im Stuhl können verschiedene Ursachen haben. Bei blutenden Hämorrhoiden bekommen die Leute meist Angst, weil es dramatisch aussieht, in der Regel ist es aber ungefährlich. Eine richtige Diagnose durch den Arzt ist wichtig.

In den meisten Fällen kommt der Patient mit der Diagnose Hämorrhoiden und der Arzt verschreibt ein Medikament, ohne sich über die Richtigkeit der Diagnose ein Bild zu machen. Hämorrhoiden sind gestaute Blutgefässe am Darmausgang. In Frage kommen viele verschiedene Ursachen und deren Kombination. In der Regel ist eine angeborene Bindegewebsschwäche die Grundursache, die durch Fehlernährung, Bewegungsmangel, übermässigen Zucker- und Alkoholkonsum verstärkt wird.

THERAPIE Die Therapie besteht aus Ernährungsumstellung:

- weniger tierische Eiweisse, Zucker und Alkohol
- mehr Bewegung, genügend trinken, Verstopfung verhindern

– Einnahme von Basemitteln

Wenn die Hämorrhoiden Beschwerden machen:
Injektionen:
– Mischspritze: Mucokehl, Hamamelis, Vena suis, evtl. Arnica comp.
– Mucokehl-Zäpfchen: vor dem Schlafen in den Darm einführen
– Hamamelis-Salbe: am Darmausgang auftragen

Wichtig: Gleichzeitig muss immer ein Lebermittel eingenommen werden (Pfortaderstauungen).

HERZINFARKT Ein Herzinfarkt entsteht durch einen Verschluss einer oder mehrerer Koronararterien. Das hat zur Folge, dass es zur Mangeldurchblutung und zum Absterben eines mehr oder weniger grossen Bereichs des Herzmuskels kommt.

Der Herzinfarkt äussert sich in einem plötzlichen starken klemmenden Schmerz im Brustkorb hinter dem Brustbein, der in den linken Arm oder in den Unterkiefer ausstrahlen kann. Der Patient kommt in eine lebensbedrohende, mit starker Angst verbundene Situation. Je nach Grösse der Herzmuskelschädigung kann der Infarkt zum Tod führen. Ein Herzinfarkt ist eine Notsituation, in der jede Minute zählt. Die Helfer sollten wenn möglich Ruhe bewahren und den Rettungsdienst alarmieren (in der Schweiz: Telefon 144).

Die Ursachen sind auch hier vielfältig. Der Herzinfarkt ist eine Zivilisationskrankheit und nicht einfach Schicksal. Nikotin- und Alkoholmissbrauch, hoher Blutdruck, Übergewicht, Bewegungsmangel, Stress, Ernährungsfehler und Nährstoffmangel gehören zu den Ursachen.

Es wird immer noch behauptet, dass ein zu hoher Cholesterinspiegel zu einem Infarkt führen kann. Das ist ein Irrtum, den es endlich zu beseitigen gilt. Cholesterin ist im Gegenteil ein so lebensnotwendiger Stoff, dass der Organismus ihn selber herstellt. Ungefähr 80 Prozent des Cholesterins sind körpereigen. Die Cholesterinablagerungen bei der Arteriosklerose und dem Herzinfarkt haben überhaupt nichts mit dem Cholesterinspiegel im Blut zu tun. Die krankhaften Ablagerungen kommen durch den übermässigen Konsum von tierischen Eiweissen und Fabriknahrungsmitteln zustande. Ein Vitalstoffmangel ist ebenfalls immer mitverursachend.

Vielmals wird die Störfeldsuche in Vergessenheit geraten. Zähne, die krank oder wurzelbehandelt sind, oder Stiftzähne können unter Umständen reflektorisch das Herz beeinflussen. Die oberen Backen- und Weisheitszahnbereiche können als mögliche Störherde für das Herz angesehen werden. Zu den Ursachen kann auch Fehlernährung gezählt werden, die wegen Übereiweissung zu einer Übersäuerung führte. Eindrücklich ist diese im Dunkelfeld-Mikroskop zu erkennen.

THERAPIE Grundsätzlich ist die Prävention das oberste Gebot, also das Verhindern eines Herzinfarkts! Die Therapie bei Herzinfarkt oder Angina Pectoris (Schmerzen im Brustkorb) – die prinzipiell als Vorbotin des Herzinfarkts anzusehen ist – besteht in erster Linie im Verändern des innern Milieus. Strikte Ernährung ohne tierische Eiweisse, wenig Alkohol, Vermeiden von Stress, genügend Bewegung und kein Nikotinkonsum sollen eingehalten werden.

Wie alle Krankheiten hat auch der Herzinfarkt sein psychisches Grundmuster. Vielmals befindet sich der Patient in einem akuten emotionalen Konflikt wie Stress, Ärger und so weiter oder er hat Enttäuschungen zu verkraften, für die er sich selbst die Schuld zuschreibt. Oft fehlt es an einer gewissen Zuversicht bezüglich des weiteren Lebensverlaufs, was zur Weigerung des Weitergehens führt. Der Patient verharrt in alten Situationen.

Die Therapie wird mit isopathischen Medikamenten unterstützt. Bei der Ernährung sollte darauf geachtet werden, dass wenig tierische Eiweisse und Zucker konsumiert werden, dafür reichlich frisches Gemüse, Salate und Obst. Täglich sollten nicht mehr als ein bis zwei Gläser Rotwein getrunken werden und höchstens drei Tassen Kaffee. Nikotin ist sowieso für alle ungesund. Menschen jedoch mit Herzerkrankungen müssen es meiden. Rauchen verdoppelt das Risiko, eines Tages an einem Herzinfarkt zu sterben!

Bei einem erhöhten Risiko ist die tägliche Einnahme von Nährstoffen zu empfehlen:
- Vitamin E: 100–400 mg
- L-Carnitin: 1 Tablette
- Vitamin C: 2000 mg
- Magnesium: 400–600 mg
- Folsäure: 0,8 mg
- EPA/Omega-3-Fettsäuren-Kapseln: 3 x 1 Kapsel täglich

VITAMIN E KANN DAS HERZINFARKTRISIKO MINDERN

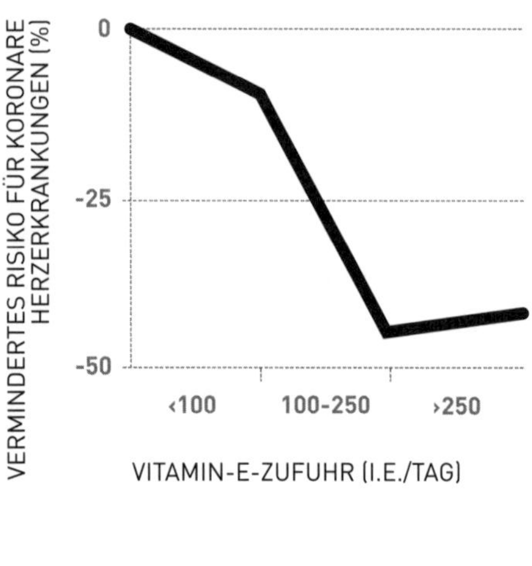

IMPFUNGEN Hier gilt der älteste aller ärztlichen Leitsprüche: «Primum nil nocere» (vor allem nicht schaden). Auch für das Impfgeschäft sollte dieser Leitspruch seine Gültigkeit haben. Die Wirklichkeit sieht anders aus. «Angst: das grosse Geschäft» als Übertitel für die Impfhysterie wäre angebracht.

Heute wird den Eltern suggeriert, dass ihre Kinder durch Impfungen geschützt werden müssen. Sind die Eltern damit nicht einverstanden, wird ihnen gedroht und es wird ihnen Angst gemacht. Der Kinderarzt bringt dann sehr schnell seinen alten Spruch ins Gespräch: «Sie übernehmen die Verantwortung, wenn dem Kind etwas passiert.» Liebe Eltern, fragen Sie Ihren Kinderarzt Folgendes: «Wenn Sie mein Kind impfen und es trägt einen Impfschaden davon, übernehmen Sie dann die Verantwortung?»

Wir haben heute eine total andere immunologische Situation im Körper als noch vor 40 Jahren. Das Immunsystem des heutigen Menschen ist mehrfach belastet. Eine Unzahl von Schädigungen belastet uns ununterbrochen. So wird das Immunsystem durch Schwermetalle, Holzschutzmittel, Lösungsmittel, Weichmacher, Kunststoffe, Emulgatoren, Elektrosmog, Stress und vielem mehr belastet. Wenn nun mehrere Faktoren auf den Körper einwirken, potenzieren sie sich und wirken lähmend auf das Immunsystem.

Früher wurden Impfstoffe in kaum vorbelastete Körper abgegeben. Das Immunsystem konnte diesen Reiz noch richtig verarbeiten und eine klare auf diesen Reiz spezifische Immunantwort produzieren. Wenn nun Menschen geimpft werden, bei denen das Immunsystem bereits überlastet ist, kann keine Immunisierung aufgebaut werden. Es entstehen Impfkomplikationen, die aber sehr schwer als solche zu erkennen sind und statistisch demzufolge nicht ausgemacht werden können.

Das Tragische an der heutigen Situation ist, dass massivste Propaganda für das Impfen betrieben wird. Eine hoch bedenkliche Angelegenheit, bei der nicht nur die Medizin, sondern auch die zuständige Politik die Augen vor den entstehenden Problemen verschliesst.

Früher galt die Ansteckung bei Röteln oder Windpocken als gutes Training für das Immunsystem. Die Menschen bauten eine lebenslange Immunität auf. Heute wird den Eltern suggeriert, die Kinder müssten durch eine Impfung vor Windpocken, Röteln, Masern, Herpesviren und sogar vor Haemophilus Influenza (eine Form von Hirnhautentzündung) geschützt werden. Wir sind heute mit der Situation konfrontiert, dass Kinder, die gegen Masern und Keuchhusten geimpft sind, erneut und wiederholt an ähnlichen Symptomen erkranken, weil sie keine Immunität aufbauen konnten.

Die Impfschraube dreht sich unaufhörlich weiter: Impfungen gegen Hepatitis (Leberentzündung), aber auch gegen FSME (Zeckenimpfung) werden dem Volk aufgedrängt. Die Gefahr, an einer Zeckenimpfung zu erkranken, ist aber höher als an den Folgen eines Zeckenbisses zu erkranken.

Ich empfehle lediglich die Kinder gegen Tetanus (Wundstarrkrampf) und Polio (Kinderlähmung) zu impfen. Von allen anderen Impfungen ist abzuraten.

IMPFSCHÄDEN Über Impfschäden wird nur selten berichtet, weil bei gewissen Erkrankungen und Erkrankungszuständen nicht ein direkter Zusammenhang mit einer Impfung gemacht wird. Impfungen werden zum Wohl der Bevölkerung durchgeführt und niemand zweifelt an deren Zweckmässigkeit. Da die Behörden, die Medizin und die Impfindustrie die Gesundheit der Bevölkerung von den durchgeführten Impfungen abhängig macht, zweifeln die Eltern eines Neugeborenen kaum an der Richtigkeit diverser Impfungen.

Nach Beendigung des Zweiten Weltkrieges wurden vermehrt unerklärliche Veränderungen bei Kleinkindern beschrieben. Die Berichte kamen vorwiegend aus Ländern, in denen besonders viel geimpft wurde. Heute wird jedes Kind gegen Keuchhusten, Röteln, Kinderlähmung,

Diphtherie, Mumps, Masern und Tetanus geimpft. Die Liste ist damit nicht abgeschlossen, denn die Pharmaindustrie erzeugt immer neue Impfverfahren.

Meines Erachtens gibt es keine Zweifel, dass die Unzahl der Impfungen, die heute ein Kind über sich ergehen lassen muss, zu tief greifenden Schäden führen können. Störungen wie Schielen, Aufmerksamkeitsstörungen, Sprachstörungen, Alexie (Leseunfähigkeit) oder Legasthenie (Lese-Rechtschreib-Schwäche) kommen vermehrt vor und sollten mit den Impfungen in Zusammenhang gebracht werden, stellen aber nur die Spitze des Eisbergs Impfschäden dar.

Die weitaus gravierenderen Krankheiten wie Autismus, Allergien, Bechterewsche Krankheit, Down-Syndrom, Multiple Sklerose oder Zuckerkrankheit können teilweise in die Reihe der Impfschäden aufgenommen werden.

Ich rate allen Eltern, nehmen Sie eine äusserst kritische Haltung den Impfungen gegenüber ein. Informieren Sie sich, aber nicht beim Kinderarzt oder der Impfindustrie, sondern lesen Sie Bücher von mutigen Ärzten, die der Wahrheit verpflichtet sind.

INFEKTANFÄLLIGKEIT Die Schleimhäute von Mund, Nasen-Rachen-Raum und Magen-Darm-Trakt sind von einem «Bakterienrasen» bedeckt, der uns vor fremder Keimbesiedelung schützt. Die Intaktheit dieser Bakterienflora ist eine wichtige Voraussetzung für die Gesundheit (der Mensch lebt mit einer grösseren Anzahl Bakterien zusammen, als er Körperzellen besitzt). Diese Bakterien geben dem Immunsystem eine wichtige Grundinformation, und sie verdrängen fremde krankmachende Erreger. Sie sind unsere innere Armee zur Abwehr von Eindringlingen.

Wenn wir diese Armee nicht richtig ernähren (Fehlernährung mit Zucker, Konservierungsmittel, zu viel tierische Eiweisse etc.), ihr eine fremde stärkere Armee entgegenstellen (Antibiotika) oder den einzelnen Soldaten langsam vergiften (Quecksilber, Fluor, Cadmium, Nickel, Aluminium), wird die Schlagkraft der Armee reduziert und es machen sich Fremdlinge im eigenen Land (Körper) breit, die es auf eine Unordnung und auf eine Untergrabung der Armee (Immunsystem) abgesehen haben. Das Land leidet an dauernden Verletzungen der Rechtsordnung, die einzelnen Soldaten reagieren überempfindlich und kommen nicht mehr zur Ruhe. Wenn das Abwehrsystem (Armee) des Menschen überfordert wird, kommt es zu Allergien, chronischen Infektionen, Immunschwäche, wiederkehrenden Infektionen im Hals-Nasen-Bereich, Parasitenbefall, Virenproblemen (Gürtelrose, Fieberbläschen), Pilzerkrankungen (Scheidenpilze, Fusspilze), chronischer Müdigkeit, Leistungseinbruch, Konzentrationsstörungen und vielem mehr.

Wenn das Abwehrsystem überfordert ist, muss wieder eine Symbiose zwischen Mensch und Immunsystem hergestellt werden.

THERAPIE

- richtig ernähren (dieselbe Ernährung, die wie bei Allergikern angewendet wird)
- Elektrosensibilität abklären
- Stress vermeiden
- genügend bewegen und schlafen, Spitzensport hingegen schädigt das Immunsystem
- Darmfloraaufbau mit isopathischen Medikamenten mit zum Beispiel Fortakehl-Tabletten: 2 Tabletten nach dem Abendessen
- Mucokehl-Tabletten: 2 Tabletten vor dem Schlafen
- Aufbau und Unterstützung des Immunsystems mit isopathischen Medikamenten
- Störfelder müssen gesucht werden

Ebenfalls eine positive Wirkung auf das Immunsystem haben die Spurenelemente Zink und Selen, die Vitamine C und D und diverse Fett- und Aminosäuren.

Eine individuelle Abklärung ist wichtig!

KARIES Das Vermeiden von Karies heisst nicht Fluorzufuhr für unsere Zähne. Wenn bei einem Kind auf eine gesunde Darmflora geachtet wird, in der Nahrung möglichst wenig Zucker vorhanden ist, eine gründliche Zahnreinigung gemacht wird, ist die Wahrscheinlichkeit, dass die Zähne an Karies erkranken, äusserst minim.

KINDERKRANKHEITEN Zu den Kinderkrankheiten gehören folgende Krankheiten: Diphtherie, Keuchhusten, Masern, Mumps, Röteln, Scharlach und Windpocken.

Kommt es bei den einzelnen Krankheiten zu Fieber, ist es wichtig, das Fieber nicht zu unterdrücken. Kinder machen im Vergleich zu den Erwachsenen sehr schnell hohes Fieber, was die Eltern beunruhigt. Fieber ist aber nicht eine Krankheit, sondern eine körpereigene Abwehrreaktion auf Krankheitserreger. Fieber stellt eine wichtige Abwehrmassnahme des Körpers dar. Durch die Unterdrückung des Fiebers wird der Körper in seiner Abwehrreaktion geschwächt.

DIPHTHERIE Die Diphterie kommt nur noch selten vor, dennoch liste ich die Symptome auf: Es sind dies Fieber, Kopfschmerzen und Schluckbeschwerden wie bei einer starken Angina. Unterschieden wird zwischen Nasen-, Rachen- und Kehlkopfdiphtherie.

Bei der Nasendiphtherie kommt es zu blutig-serösem Schnupfen und krustigen Nasenbelägen. Die Nasendiphtherie tritt vor allem bei Säuglingen und Kleinkindern auf. Die Rachendiphtherie macht eine starke Rachenrötung mit grau-weissen Belägen, die von den Mandeln auf Gaumen und Rachen übergreifen. Starke schmerzhafte Lymphknotenschwellungen im Halsbereich und süsslicher Mundgeruch tauchen auf. Kehlkopfdiphtherie zeigt sich in bellendem Husten, Heiserkeit und Erstickungsanfällen. Eine sofortige ärztliche Behandlung in allen Fällen ist unerlässlich!

KEUCHHUSTEN Der Keuchhusten ist eine sehr ansteckende Infektionskrankheit mit charakteristischen Hustenanfällen. Zehn Prozent der Erkrankungen entfallen auf das Säuglingsalter, 80 Prozent auf das Vorschulalter.

Eine Impfung gegen Keuchhusten verhindert die Krankheit oft nicht, sondern schwächt sie lediglich etwas ab. Nach durchgemachter Krankheit besteht eine Immunität, die allerdings nach Jahrzehnten nachlässt.

Der Keuchhusten wird durch Bakterien ausgelöst, die nach wenigen Tagen den Körper wieder verlassen und deshalb nicht schulmedizinisch wegtherapiert werden können. Also kein Antibiotikaeinsatz. Keuchhusten kann mit biologischen Medikamenten therapiert werden, was etwas Geduld abverlangt.

MASERN Die Masernkrankheit ist eine akute Virusinfektion, deren Übertragung durch eine so genannte Tröpfchen-Infektion erfolgt. Sie macht einen charakteristischen Hautausschlag mit roten, stippigen Flecken, die sich vom Gesicht ausgehend über den ganzen Körper ausbreiten. Die Patienten sind lichtscheu, haben Katarrh der oberen Luftwege und hohes Fieber. Das Fieber und der Ausschlag klingen nach drei bis vier Tagen ab. Ich empfehle den kleinen Patienten:
- Bettruhe und das Zimmer abdunkeln
- während dem Fieber: Belladonna-Tropfen: 4–5 x 5 Tropfen
- Quentakehl-Tropfen: 2 x 8 Tropfen
- evtl. Leptospermusan-Tropfen: 2 x 5 Tropfen

Keine Antibiotikatherapie. Wenn kein Antibiotikum eingesetzt wird, besteht anschliessend eine lebenslange Immunität!

MUMPS Der Mumps ist ebenfalls eine Virusinfektion, deren Übertragung durch Tröpfchen- und Schmierinfektion erfolgt. Das Typische an Mumps ist die starke Schwellung der Ohrspeicheldrüsen, die druckempfindlich sind. Fieber, Kopf- und Gliederschmerzen, aber auch Ohren- und Schluckschmerzen sind begleitende Symptome.

Ich rate:

- Bettruhe und leicht warme Auflagen auf die geschwollenen Drüsen
- Quentakehl-Tropfen 2 x 8 Tropfen

RÖTELN Röteln ist eine harmlose Virusinfektion, bei der neben rötlichen, erbsengrossen Hautausschlägen eine leichte Temperaturerhöhung festgestellt werden kann. Gefürchtet sind die Röteln bei schwangeren Frauen, da sie schwere Missbildungen beim ungeborenen Kind auslösen.

SCHARLACH Der Scharlach ist eine akute, durch Bakterien (Streptokokken) ausgelöste Infektion, die durch Tröpfchen übertragen wird. Bei Scharlach entsteht meist hohes Fieber, Erbrechen, Schluckschmerzen bei feuerrotem Rachen und die Lymphknoten sind geschwollen. Die Zunge ist himbeerrot und der ganze Körper ist bedeckt von einem feinfleckigen rosaroten Hautausschlag, der meist an den Oberschenkelinnenseiten, Achseln oder Leisten beginnt.

Durch die Antibiotika-Therapie entstehen vielmals Reinfektionen. Die Kinder klagen dabei immer wieder über Halsschmerzen. Bei Angina oder auch Scharlach wird viel zu schnell Antibiotika eingesetzt. Wichtig ist es, anfangs der Erkrankung die Immunlage des Körpers zu verfolgen. Wenn nach drei bis vier Tagen die Symptome nicht abklingen, kann mittels biologischen Medikamenten das Immunsystem kräftig unterstützt werden.

Ich empfehle:

- Bettruhe, evtl. kalte Waschungen
- Utilin-Tropfen einreiben: je nach Alter 2x2–8 Tropfen oder Utilin-Kapseln oder Utilin-Injektion
- Notakehl-Tropfen: oral je nach Alter 2x4–8 Tropfen
- anfangs evtl. Belladonna-Tropfen: 5–6x5 Tropfen
- Sanukehl-Strep-Tropfen: 2x4–8

WINDPOCKEN Die Herpes-Zoster-Infektion, die die Windpocken auslöst, wird durch Tröpfchen- und Schmierinfektion übertragen. Ein juckender Hautausschlag (Exanthem) im Gesicht, auf der Kopfhaut und auf dem Rumpf, der sich aber auf den gesamten Körper ausdehnen kann, macht sich anfangs bemerkbar. Ist die Krankheit überstanden, besteht in der Regel eine lebenslange Immunität. Tritt Fieber auf, ist Bettruhe zu empfehlen. Die Krankheit heilt auch ohne Behandlung ab.

Die meisten Kinderkrankheiten verlaufen in der Regel gutartig. Ich sehe immer wieder, dass Kinder, die gut ernährt werden mit Vollwertkost und viel Obst, aber ohne Kuhmilch und mit wenig Süssigkeiten, die Kinderkrankheiten sehr viel besser überstehen und kaum Komplikationen machen. Wenn Kinder in Krankheitsphasen keinen Hunger haben und nicht essen möchten, sollten die Mütter die Kinder nicht zur Nahrungsaufnahme zwingen. Wenn der Körper durch die Krankheit schon belastet ist, ist eine Nahrungskarenz von ein bis zwei Tagen auch bei Kindern kein Problem, eher fördert sie die Heilung. Wichtig ist dabei viel zu trinken.

KONZENTRATIONSSTÖRUNGEN Die Ursachen für Konzentrationsstörungen sind sehr vielfältig. Ich versuche, die mir bekannten und wichtigsten zu erklären: Elektrosmog ist ein zunehmendes Problem. Unser Hirn arbeitet mit verschiedenen Schwingungen. Das heisst zum Beispiel, dass wenn ich in einer euphorischen Stimmung bin, im Hirn die entsprechende Frequenz für die Euphorie gemessen werden kann. Wenn eine technisch erzeugte, genau gleiche Frequenz wie meine «Euphoriefrequenz» von aussen mein Hirn beeinflusst, kann ich in eine künstlich erzeugte euphorische Stimmung kommen. Die Euphorie ist nur ein Beispiel von hunderten von verschiedenen Möglichkeiten, die von Angst bis Zittern alles umfasst.

Das Problem liegt darin, dass wenn ein Patient zum Beispiel das Symptom Angst hat, es schwierig zu erklären ist, wo dessen Ursache liegt.

Ist diese Angst aufgrund eines seelisch-geistigen Prozesses entstanden oder wurde sie technisch durch Elektrosmog erzeugt? Der Mensch selber nimmt nur das Symptom wahr, nicht aber die auslösende Quelle. Der erdumspannende Elektrosmog moduliert uns dauernd verschiedene Informationen auf, die wir ungewollt aufnehmen und die uns beeinflussen.

Allergische Reaktionen können ebenfalls zu Konzentrationsstörungen führen, wobei die Allergie meist nicht erkannt werden kann und sich in unspezifischen Unverträglichkeitsreaktion zeigt, die noch andere Symptome mitträgt.

Konzentrationsstörungen können auch durch umweltbedingte Ursachen ausgelöst werden. Dabei spielt es keine Rolle, welche Substanzen überwiegen, sondern dass das individuell verträgliche Mass überschritten ist.

Im Weiteren können Stress, Nikotin- und Alkoholmissbrauch, Fehlernährung, Vitalstoffmangel, Unterzuckerung (Hypoglykämie) und Bewegungsarmut als Ursache angesehen werden.

Konzentrationsstörungen bei Kindern sind oft auch psychischer Natur. Fehlt es dem Kind an Geborgenheit und Struktur, verläuft sein Tagesablauf ungeregelt oder herrschen Spannungen zwischen den Eltern, so müssen diese sich nicht wundern, wenn die Lehrperson über unkonzentriertes Verhalten des Sprösslings klagt.

KOPFSCHMERZEN Der Kopfschmerz ist keine Krankheit als solche, sondern immer nur Symptom einer bestehenden Störung. Bei wiederkehrenden Kopfschmerzen sollte nicht einfach ein Schmerzmittel geschluckt werden, sondern die Ursache muss ärztlich abgeklärt werden. Bevor Sie zum Arzt springen, sollte der kopfschmerz-, aber auch migräne-geplagte Mensch zuerst Folgendes umsetzen: Trinken Sie täglich mindestens zwei Liter Wasser ohne Kohlensäure. Denn viele Kopfschmerzen entstehen aufgrund einer dauernden Dehydration. Trinken Sie jedoch keine Kuhmilch, denn Kopfschmerzen haben vielmals eine allergische Komponente und das Milcheiweiss ist immer das Primärallergen.

Haben Sie nun immer noch Kopfschmerzen oder Migräne, lesen Sie weiter. Die Ursachen für Kopfschmerzen sind zahllos, ich werde die häufigsten auflisten.

ALLERGISCHE KOPFSCHMERZEN Allergische Störungen sind sehr häufig die Ursache für Kopfschmerzen. Auslöser der allergischen Störungen sind meist Lebensmittelunverträglichkeiten. An erster Stelle stehen folgende Nahrungsmittel:

- Eier
- Kuhmilch und deren Produkte
- Fische und Schalentiere
- Erdnüsse
- Schokolade, Tee, Kaffee, Alkohol
- Tomaten
- Zitrusfrüchte
- Farb- und Zusatzstoffe:
  - Konservierungsstoffe auf Sulfitbasis in Dörrobst und Wein
  - Natriumglutamat
  - gelber Farbstoff (Tartrazin)
  - Vanillin

Die Elimination von verdächtigen Nahrungsmitteln ist die schnellste und verlässlichste Methode, um ein allergieauslösendes Nahrungsmittel herauszufinden. Die in Frage kommenden Nahrungsmittel müssen für eine Woche gemieden werden, bis die negativen Auswirkungen auf das Immunsystem verschwunden sind. Ist eine Verbesserung eingetreten, sollte das weggelassene Nahrungsmittel zur Kontrolle nochmals einige Zeit konsumiert werden.

ANTI-BABY-PILLEN-KOPFSCHMERZ Das Einnehmen der Anti-Baby-Pille ist eine wirksame Verhütungsmethode, die aber auch Nebenwirkungen wie den Kopfschmerz mit sich bringt. Meist ist es nicht möglich, den Frauen das Einnehmen auszureden, um die Ursache dieses Kopfschmerzes zu beseitigen, sondern es müssen andere Lösungen gefunden werden.

Eine Möglichkeit der Therapie besteht in der Einnahme eines Nährstoffcocktails:
- Vitamin-B-Komplex-Tabletten: täglich 2 Tabletten zum Frühstück
- Vitamin-C-Tabletten: täglich 500 mg
- Magnesiumorotat-Tabletten: täglich 2 Tabletten zum Frühstück (800 mg)
- Zinkvital-Tabletten: täglich nachmittags 2 Tabletten (30 mg)

MANGELKOPFSCHMERZ Ich habe schon oft festgestellt, dass Kopfschmerzen aufgrund von Mangelerscheinungen auftreten. Ich habe deshalb den Begriff Mangelkopfschmerz erfinden müssen. Ein Mangel, der häufig vorkommt, ist der oben erwähnte Wassermangel. Aber auch Vitamin- und Spurenelementmangel sind zu beobachten.
- Vitamin-B1- und B2-Mängel
- Chrommangel: führt zu Hypoglykämie (Unterzuckerung)
- Eisenmangel: ist der häufigste Nährstoffmangel und kann neben weiteren Symptomen zu Kopfschmerzen führen.
- Niacinmangel: bei Migräne und prämenstruellem Syndrom
- Natriummangel: Das Natriumchlorid (Salz) ist in der Nahrung in den meisten Fällen übervertreten, aber aufgrund einer Diät, Hungerkuren, Durchfall, Krebs, Nierenerkrankungen, starkes Schwitzen kann ein Mangel auftreten, der zu Kopfschmerzen führen kann.
- Zinkmangel

MEDIKAMENTENKOPFSCHMERZ Viele Medikamente verursachen als Nebenwirkungen Kopfschmerzen. So kann die längere Einnahme von Schmerzmitteln und anderen Medikamenten zu Kopfschmerzen führen. Nehmen Sie Medikamente ein und haben Kopfschmerzen, so besprechen Sie unbedingt das Problem mit Ihrem Arzt. Sprechen Sie Ihren Arzt direkt auf die mögliche Nebenwirkung Kopfschmerz Ihres Medikamentes an.

ORGANISCHE KOPFSCHMERZEN Körperliche Erkrankungen können die Ursache für Kopfschmerzen sein. Chronische Nasennebenhöhlen-, Ohren- oder Augenerkrankungen können eine Ursache darstellen. Weitere Ursachen sind Neuralgien im Kopfbereich wie Trigeminusneuralgie, Fehlstellungen der Zähne, was zu einseitiger Belastung des Kauapparates führen kann, oder arterielle Durchblutungsstörungen im Kopfbereich. Zu hoher oder zu tiefer Blutdruck, Nierenerkrankungen, Stoffwechselstörungen mit Beteiligung der Leber und chronische Verstopfungen des Dickdarms können Kopfschmerzen auslösen. Bei chronischen Kopfschmerzen denken die meisten Menschen sofort an Erkrankungen des Hirns, vor allem an Hirntumore. Diese Ursache ist aber die am seltensten vorkommende.

SPANNUNGSKOPFSCHMERZ Der Spannungskopfschmerz tritt meist beidseitig der Stirn auf, beginnt häufig im Nacken und breitet sich über den Kopf aus. Die Menschen klagen über einen Druck im Kopf (Schraubstockgefühl). Verschiedene Druckpunkte an Hals und Nacken sind sehr schmerzempfindlich. Die Verspannungen im Nacken-Hals-Bereich können durch verkrampfte Haltung am Arbeitsplatz oder durch psychische Belastungen wie Stress, Sorgen oder Ängste auftreten. Auch eine langjährige Übersäuerung des Bindegewebes kann zu Verspannungen im Nackenbereich führen. Eine Fehllagerung der Halswirbelsäule im Schlaf kann Verspannungen auslösen. Es können auch Störfelder wie Narben, die sich irgendwo am Körper befinden, zu Kopfschmerzen führen.

Die Therapie besteht in der Beseitigung der auslösenden Faktoren. Entspannung kann durch leichten Sport, autogenes Training und Yoga herbeigeführt werden. Was vielmals vergessen wird, ist die Erholung und Entspannung im Schlaf. Beim Spannungskopfschmerz hat sich die Neuraltherapie hervorragend bewährt. Ebenfalls zu empfehlen ist die Schröpfmassage. Zusätzlich empfehle ich die Einnahme von Magnesium-Tabletten, täglich 3x400 mg (3 Tabletten zum Frühstück).

VERGIFTUNGSKOPFSCHMERZ Vergiftungen durch Schwermetalle wie Blei, Quecksilber und Cadmium können ebenfalls Kopfschmerzen auslösen. Diese hoch giftigen Schwermetalle sind Anreicherungsgifte, die verschiedene Spurenelemente verdrängen und deren Platz im Stoffwechsel einnehmen und so vielfältige Störungen verursachen können. Der Mensch isst die Endprodukte der Nahrungskette und über diese Nahrungskette gelangen die angereicherten Gifte in unseren Organismus. Es ist daher nicht verwunderlich, dass sich im Menschen die höchsten Konzentrationen finden.

KRAMPFADERN

Krampfadern entstehen aufgrund einer ererbten Bindegewebsschwäche. Diese Schwäche verhindert mit der Zeit ein dichtes Schliessen der Venenklappen in den Beinvenen. Aber auch das Bindegewebe der Venen wird schlaff. Durch diese venöse Insuffizienz entstehen Blutstauungen in den Beinvenen, was zu erweiterten Venen, aber auch zu Schmerzen, Hitzegefühlen, Durchblutungsstörungen, nächtlichen Wadenkrämpfen und Ödemen führen kann. Krampfadern können auch zu hartnäckigen Hautekzemen, offenen Beinen oder zu Beinvenenthrombosen führen.

Probleme der Beinvenen sind ausserordentlich häufig. Bei den 20-Jährigen leiden bereits zirka 20 Prozent und bei den 60-Jährigen 80 Prozent an diesem Problem. Bei einer Veranlagung zur Venenschwäche ist die Prophylaxe, also die Vorbeugung, meines Erachtens sehr ratsam. Nur die vererbte Bindegewebsschwäche alleine führt in den seltensten Fällen zu Venenproblemen.

THERAPIE

Wichtig ist, dass der Betroffene auf eine gute Funktion des Dickdarms achtet. Er soll möglichst keine Verstopfung entstehen lassen. Dazu eignet sich eine nahrungsfaserreiche Ernährung mit viel Obst, Gemüse, Salate und genügend Wasser. Da die Venen nur eine äusserst schwache eigene Muskulatur besitzen, sind sie auf das Arbeiten der Körpermuskulatur angewiesen. Durch viel Bewegung und starke Beinmuskulatur wird das Zurückfliessen des Blutes in den Venen stark unterstützt, es entstehen viel weniger Stauungen. Betreiben Sie mässig Sport!

Zucker ist ein Gift für die Venen, es verstärkt die Bindegewebsschwäche. Vermeiden Sie also Süssigkeiten mit Fabrikzucker!

Auch das Trinken von viel Kuhmilch fördert bei entsprechender Veranlagung die Stauungen in den Venen! Ein gutes Gefässtraining lässt sich mit Kaltwasseranwendungen an den Unterschenkeln durchführen: Bei warmen Beinen (zum Beispiel nach dem Duschen) beginnt man am rechten Fuss. Den Wasserstrahl langsam bis zum Knie hochziehen, das Wasser sollte das Knie und den Unterschenkel mantelförmig während ein bis zwei Minuten umfliessen.

In der Venenprophylaxe haben sich folgende Nährstoffe gut bewährt:

- Vitamin C mit Bioflavonoiden: täglich 2000 mg (stärkt Venenwände und Venenklappen)
- Venadoron-Gel von Weleda täglich vor dem Schlafen leicht herzwärts einmassieren

– Zinkvital-Tabletten: täglich 2 Tabletten (30 mg)
Bei starken Beschwerden der Venen oder wenn Thrombosegefahr besteht, gibt es eine sehr gute Injektionsmischung, die depotmässig unter die Haut an die Venen gespritzt wird.
Mischspritze:
– Mucokehl-D5-Ampulle
– Hamamelis-Homaccord-Ampulle
– Vena-suis-Injeel-Ampulle

Operationen sollten nur in Fällen durchgeführt werden, wo die Ganzheitliche biologische Therapie nicht mehr weiterhilft. Wenn Unterschenkelgeschwüre nicht heilen oder wenn die Patientin sich durch das krampfadrige Aussehen der Beine stark gestört fühlt, sind operative Eingriffe nicht zu umgehen. Wichtig ist vor der Operation eine gründliche phlebologische Abklärung. Unter Phlebologie versteht man das Teilgebiet der Medizin, das die Venen und deren Erkrankung betrifft. Vor- und allfällige Nachteile der Operation sind mit der Patientin zu besprechen.

KREBS Krebs ist Geschwulstbildung aufgrund von chaotischem Zellwachstum. Die Krebszellen haben die Fähigkeit verloren, sich wie die Normalzellen an den gestaltbildenden Gesamtplan des Organismus zu halten. Die neuen Zellen fügen sich nicht in die Ordnung des Organismus ein. Sie haben einen falschen Auftrag und verdrängen in schrankenlosem Wachstum das Gewebe, das sie ernährt. Die Zellen vergiften das Gewebe mit ihren Stoffwechselabfällen und führen schliesslich seinen Untergang herbei. Häufig kommt es auch vor, dass Zellverbände sich von der Geschwulst ablösen und sich über Blut- und Lymphgefässe im Körper ausbreiten. In dieser Situation spricht man von Ablegern oder Metastasen.

Es gibt eine grosse Zahl von Theorien darüber, weshalb Krebs entsteht. Bis sich eine normale Körperzelle in eine Krebszelle verwandelt, braucht es meist eine längere Zeit und verschiedene Faktoren müssen zusammenwirken, bis sich ein Tumor entwickelt. Gewiss ist, dass eine Veranlagung zur Krebserkrankung, zum Beispiel bei Brustkrebs, vererbt werden kann. Die Geschwulst braucht einen bestimmten Nährboden, deshalb entwickelt sie sich häufig auf dem Boden von chronischen Entzündungen.

Organische Substanzen wie Schimmelpilze oder Zersetzungsprodukte von Eiweissen können Krebs verursachen. In seltenen Fällen können es Viren, zum Beispiel das Hepatitis-B-Virus oder das Papilloma-Virus, sein. Krebs kann durch äussere Faktoren wie Rauch, Teer, Russ oder Anilin, das in der Farben-, Pharma- und Gummiindustrie vorkommt, Benzpyren aus Teer, Kohlenwasserstoffe aus Lösungsmitteln, Nitrosamine aus Tabakrauch, Alkylanzien aus Insektiziden ausgelöst werden. Aber auch anorganische Substanzen wirken karzinogen wie zum Beispiel Arsen, Chrom,

KREBS AUSLÖSENDE ÄUSSERE FAKTOREN

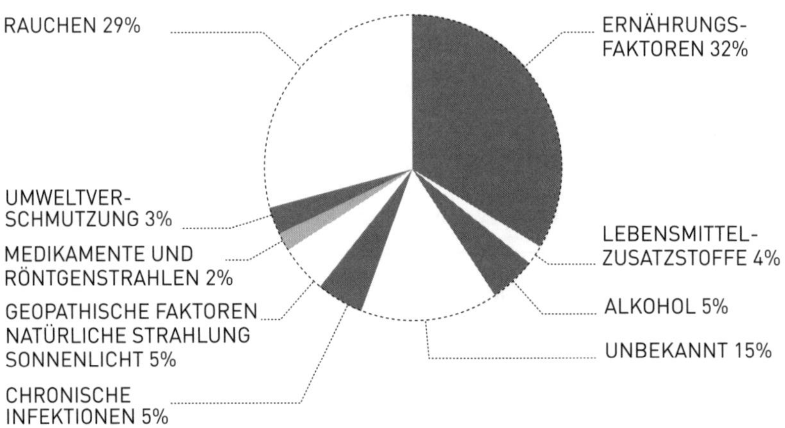

Cadmium, Nickel und Asbest. Je länger je mehr müssen auch physikalische Faktoren berücksichtigt werden wie ionisierende oder ultraviolette Strahlen, aber auch Elektrosmog im Mikrowellenbereich (Mobilfunk).

Auch die Psyche kann eine Rolle spielen. Seelische Belastungen können das Immunsystem derart schwächen, dass das Abwehrsystem nicht mehr in der Lage ist, Krankheitserreger (Viren, Bakterien) und entartete geschädigte Zellen (Krebszellen) zu zerstören. Menschen, die sich dauernd Sorgen machen, sich ärgern oder unter Dauerstress stehen, reduzieren die Leistungsfähigkeit ihres Immunsystem und sind dadurch auch krankheitsanfälliger. Sehr oft höre ich von meinen Patientinnen oder Patienten die Aussage: «Wissen Sie, wenn mich irgendwo im Körper etwas schmerzt, denke ich immer zuerst, ich habe Krebs!»

Anfangs dieses Buches habe ich geschrieben, «Energie schafft Materie». Wenn ein Mensch sich dauernd einredet, dass er Krebs hat, baut sich eine gedankliche Energie auf, die sich schliesslich in einer Materialisation manifestieren kann. Genauso schlimm ist, wenn eine Frau sich einredet: «Meine Mutter bekam schon Brustkrebs, also werde ich auch nicht davon verschont bleiben.» Krebs kann man sich ohne weiteres einreden. Wenn die Krankheit dann endlich da ist, haben die Menschen ihre lang ersehnte Bestätigung: «Ich habe es doch immer gesagt, ich bekomme Krebs.»

Wenn Sie Ängste vor Ihrer Zukunft haben, wenn Sie glauben, Ihre Lebensaufgaben nicht erfüllen zu können, oder wenn grosse radikale Veränderungen Sie blockieren und ängstigen, stellen Sie damit die Energie für eine mögliche Tumorkrankheit bereit.

Zu den weiteren psychischen Aspekten gehören Zorn, Bosheit und Enttäuschungen. Menschen, die ihren Zorn verdrängen, ihre Bosheiten im Verborgenen leben und sich selber mit widersprüchlichen Lebenseinstellungen blockieren, werden sich einen Tumor zulegen, damit dieser Zorn, Bosheiten und Widersprüchlichkeiten abkapselt.

Nicht verarbeitete Enttäuschungen und die damit verbundenen Schmerzen suchen in einem hilflosen Organismus Schutz. Der dadurch entstehende Krebs bietet einen hervorragenden Schutz. Mit einer stabilen positiven emotionalen Einstellung entziehen Sie einem Krebs die geistige energetische Nahrung.

Achten Sie auf die folgenden Ratschläge, damit Sie einem möglichen Krebs die geistige Grundlage entziehen:
- eine positive Lebenseinstellung mit einer gewissen Eigenliebe pflegen
- Enttäuschungen, emotionale Bruchstellen und Herzensbrüche verarbeiten
- Unveränderliches akzeptieren; lieber integrieren als ablehnen
- Nicht äusseren Normen nachleben, sondern aus den individuellen Möglichkeiten der Selbstverwirklichung schöpfen
- Lebensfeindlichkeiten ablegen, die sich im Innern des Körpers manifestieren und zerstörerische Auswirkungen haben
- Die Ihrem Wesen entsprechenden Bedürfnisse erkennen und umsetzen

Es gibt körperliche Warnzeichen, die auf eine Krebserkrankung schliessen lassen. Diese Anzeichen treten meist erst in späten Krankheitsstadien auf und sind wenig charakteristisch. Trotzdem ist diesen Anzeichen Beachtung zu schenken. Falsch ist jedoch, beim Auftreten solcher Warnzeichen in eine Krebshysterie zu verfallen, denn alle Anzeichen können auch andere Ursachen haben.

Beachten Sie die folgenden Warnzeichen:
- Dauerhusten und lang anhaltende Heiserkeit
- nicht heilende Wunden
- unregelmässige Blutungen oder Ausfluss aus der Scheide
- Knoten und Schwellungen in der Haut, insbesondere im Bereich der Brustdrüsen, in der Achselhöhle, im Hals, in den Leisten und auf der Zunge
- anhaltende Schluckbeschwerden
- Blutungen aus Körperöffnungen, für die kein äusserer Anlass besteht

– Veränderungen einer Warze oder eines Muttermals
– Kräfteverfall und Gewichtsverlust ohne offensichtliche Begründung
– grau oder gelblich verfärbte Haut

Neben den allgemeinen gibt es noch die speziellen organ- oder systembezogenen Warnzeichen. Auch bei diesen Warnzeichen gilt: Nicht in eine Hysterie verfallen, sondern ärztlichen Rat einholen.

Bauchspeicheldrüsenkrebs: Gelbfärbung des Gesichts, Verdauungsstörung mit Erbrechen, Appetitlosigkeit, Schmerzen im Bereich des Magens.
Blutkrebs: Blässe und Mattigkeit, Gliederschmerzen und Drüsenschwellungen, Gewichtsverlust und Kräfteverfall.
Brustkrebs: Tastbarer Knoten, der gegen seine Unterlage nicht verschiebbar ist, eine Brust wird grösser als die andere, die Brustwarze verzieht sich und/oder sondert ein blutiges Sekret ab, ein Grübchen entsteht, nässende Stellen.
Darmkrebs: Blut und Schleimbeimengungen im Stuhl, abwechselnd Verstopfung mit Durchfällen, kolikartige Schmerzen und Blähungen, Stuhldrang ohne Stuhlentleerung, Verhärtungen unter der Bauchdecke, Kreuzschmerzen, Gewichtsverlust.
Hautkrebs: Schlecht heilende Wunden, Knoten oder Schwellungen unter der Haut, die nicht abklingen, Veränderungen eines Muttermals.
Hirntumor: Lähmungen oder epileptische Anfälle.
Kehlkopfkrebs: Schluckbeschwerden, Druckgefühl, Heiserkeit, blutiger Auswurf.
Lungenkrebs: Lang anhaltender Husten, der trotz Behandlung nicht abklingt. Vermehrter Husten mit Blutbeimengungen, Atembeschwerden und übler Mundgeruch.
Magenkrebs: Appetitlosigkeit, Druck- und Völlegefühl bereits nach kleinen Mahlzeiten, Schmerzen nach dem Essen, Aufstossen und Erbrechen, Gewichtsverlust und Blutarmut, Ammoniakgeschmack.

Nierenkrebs und Krebs der ableitenden Harnwege: Blutiger Urin, Harndrang und Beschwerden beim Wasserlassen, Schmerzen im Nierenbereich.

Prostatakrebs: Schmerzhafter Harndrang, unvollständige Harnentleerung.

Speiseröhrenkrebs: Schluckbeschwerden, Druck- und Schmerzgefühl hinter dem Brustbein, Fremdkörpergefühl beim Schlucken, Abmagerung.

KREBSFRÜHERKENNUNG Neben den oben erwähnten Warnzeichen, die jedoch meist erst in einer späten Krankheitsphase auftreten, sollte man denken, dass klinische Vorsorgeuntersuchungen möglich seien. Leider gibt es aber bis heute keine ideale Krebsprävention. Die Mammografie, das Röntgen der Brust, wird zwar als eine aussagekräftige Präventionsmassnahme vermarktet. Wenn jedoch in der Mammografie ein Tumor gesichtet wird, hat er bereits rund eine Milliarde Zellen. Mit der Mammografie ist also keine echte Krebsprävention möglich. Das Abtasten der Prostata durch den Arzt ist ebenfalls wenig aussagekräftig, hier gibt es jedoch einen Blutwert (PSA), der in den meisten Fällen eine frühzeitige krebsige Veränderung anzeigen kann. Ebenfalls ist mit dem Lungenröntgen bei Rauchern keine zuverlässige Krebsfrüherkennung möglich.

PRÄVENTION Wir haben heute die gesicherte Erkenntnis, dass Krebs und die Entgleisung des Immunsystems eng zusammenhängen. Das Unterdrücken der Selbstheilungskräfte ist unter anderem Ursache für jedes Krebsgeschehen. Krebs ist der Ausdruck für eine fehlende Abwehrreaktion. Täglich entstehen bei jedem gesunden Menschen tausende von Krebszellen. Das ist ein normaler Prozess, der von einem gut funktionierenden Immunsystem bewältigt wird.

Man kann also klar sagen: Nicht die Krebszelle ist das Problem, sondern die geschwächte Abwehrfähigkeit des Körpers. Demzufolge ist

Krebs nie ein organisches örtliches Geschehen, sondern immer eine Erkrankung des Gesamtwesens Mensch. Es muss nicht nach einer Ursache gesucht werden, sondern das Zusammenwirken vieler verschiedener Reaktionen führt schliesslich in die Erkrankung Krebs.

THERAPIE Wo es die geistig verursachte Materialisation gibt, muss es auch immer die Gegenseite geben, nämlich die Dematerialisation. Wenn der Krebspatient eine neu gewonnene Lebenshaltung einnimmt, kann die geistig materielle Manifestation der alten Lebenshaltung aufgelöst werden.

Der Krebspatient muss sich ganz klar entscheiden, ob er sich im geistig-seelischen Bereich verändern möchte, ob er seine alte Lebenshaltung aufgeben möchte und ob er bereit ist, sein inneres Wesen in der Veränderung zu akzeptieren.

Es geht dabei um das Begreifen der seelisch-geistigen Ursache der Krebsentstehung. Ohne eine derart massive Erkrankung sehen die Menschen meist keine Veranlassung zu einem Schritt in eine veränderte geistige Haltung.

Wenn durch einen Krebs diese Wesensveränderung gemacht werden kann, erlebe ich sehr oft, dass der Mensch eine starke Dankbarkeit «seinem Krebs» gegenüber entwickelt. Um die geistige Weiterentwicklung und Lebenserfahrung zu fördern, können Krankheiten zu einem Zündfunken in einem neuen geistigen Prozess werden. Die Krankheit wird zum Wegweiser und ist ein momentaner Begleiter in eine neue Daseinsform.

Die biologische Medizin kann sich aber nicht nur auf die geistig-seelische Weiterentwicklung des Patienten beschränken, sondern muss auf die materiellen körperlichen Veränderungen angemessen reagieren und sie therapieren.

Die Therapien eines Krebspatienten richten sich nach individuellen Kriterien. Aus Sicht der Ganzheitlichen biologischen Medizin lässt sich weder für einzelne Krebsarten noch für bestimmte Krebsstadien ein festgelegtes Therapieschema bestimmen. Die Wahl der Therapie richtet sich nach den ethischen, moralischen und sozialen Einstellungen des Patienten, aber auch die Arzt-Patient-Beziehung ist ein Kriterium bei der individuellen Wahl der Krebstherapie. Schulmedizinische Therapien in der richtigen Kombination mit naturheilkundlichen Verfahren sollten eine Selbstverständlichkeit sein. Wenn ein Tumor operativ beseitigt werden muss und nachträglich unter Umständen eine chemotherapeutische weitere Intervention nötig ist, ist die zusätzliche biologische regulative Therapie sehr wichtig. Wenn verhindert werden kann, dass der Patient nicht in eine Regulationsstarre fällt, die Immunvorgänge aufrechterhalten werden können, die psychischen Faktoren in der Begleittherapie berücksichtigt werden, kann dem Heilungsprozess gute Chancen zugestanden werden.

Ich sehe sehr oft, dass Krebspatienten nach der schulmedizinischen onkologischen Krebsintervention zusätzlich eine naturheilkundliche Therapie über sich ergehen lassen. Es wird dann eine einzelne Therapieform wie Akupunktur, Misteltherapie, Phytotherapie, Homöopathie, Geistheilung und so weiter eingesetzt.

Da die Krebserkrankung eine äusserst komplexe Erkrankung ist, muss ebenso breit gefächert wie möglich therapiert werden. Die einzelnen Therapien potenzieren sich in ihrer Wirkung, was einen positiven Effekt auf das Krebsgeschehen hat.

In der Folge möchte ich die wichtigsten Therapieverfahren der Ganzheitlichen biologischen Medizin aufzeigen, die bei Krebs berücksichtigt werden müssen!

Endobionten- oder Isotherapie: Prof. Dr. Günther Enderlein erkannte, dass alle Säugetiere mit einem Pilz in Symbiose leben. Das ausgewogene Verhältnis dieser Symbiose ist die entscheidende Voraussetzung der menschlichen Gesundheit. Wird das innere Milieu durch Fehlernährung, Stress, Elektrosmog, Schwermetallbelastung, Alkohol und Nikotin verändert, ist es möglich, dass sich unser Symbiont (Mucor racemosus Fresen) sich in verschiedene Stadien weiterentwickelt und dabei unseren Organismus mehr oder weniger belastet.

Beim Blutuntersuch mittels Dunkelfeld-Mikroskop sind diese verschiedenen Entwicklungsstadien sehr schön sichtbar. Auch der Patient hat durch die Videoaufnahme im Mikroskop über den Flachbildschirm eine eindrückliche Aussage über sein Blutmilieu. Mit isotherapeutischen Medikamenten wird das innere Blutmilieu korrigiert. Es ist eine absolute Notwendigkeit in der Ganzheitlichen biologischen Therapie.

Ernährung: Im Dunkelfeld-Mikroskop sind Fehlernährungen gut sichtbar. In der biologischen Krebstherapie ist die Ernährungsumstellung ein Muss. Es gibt vielfältige und zum Teil gegensätzliche Ernährungsempfehlungen bei chronischen Erkrankungen. Die Ernährungsumstellung bei Krebs, die ich in meiner Praxis anwende, beruht auf dem Blutuntersuch im Dunkelfeld-Mikroskop und auf Erfahrungswerten.

Die richtige Ernährungsumstellung ist eine entscheidende Bedingung für die Wirksamkeit jeder Krebstherapie. Der Patient hat sich an die Ernährungsempfehlung mindestens während den ersten drei bis vier Monaten zu halten. Ist ein Patient, aus welchen Gründen auch immer, nicht in der Lage, sich an diese Empfehlung zu halten, führe ich mit ihm keine Therapie durch.

Die Nahrung muss so weit wie möglich naturbelassen sein: Konservierungsmittel, Mikrowellenkost und Fertiggerichte sind nicht erlaubt. Fleisch von Säugetieren, Milchprodukte, Eier, Alkohol, Nikotin und Fabrikzucker sind während den ersten drei bis sechs Monaten verboten, ebenso jodiertes Kochsalz. Ideal ist ein möglichst hoher Rohkostanteil.

Wenn die Krebspatienten mit meiner Ernährungsumstellung zu ihrem Onkologen gehen, meint dieser sicher, dass Sie unter Eiweissmangel litten. Lesen Sie meine Meinung im Kapitel über die Eiweisse nach.

PHASEN DER KREBSENTWICKLUNG

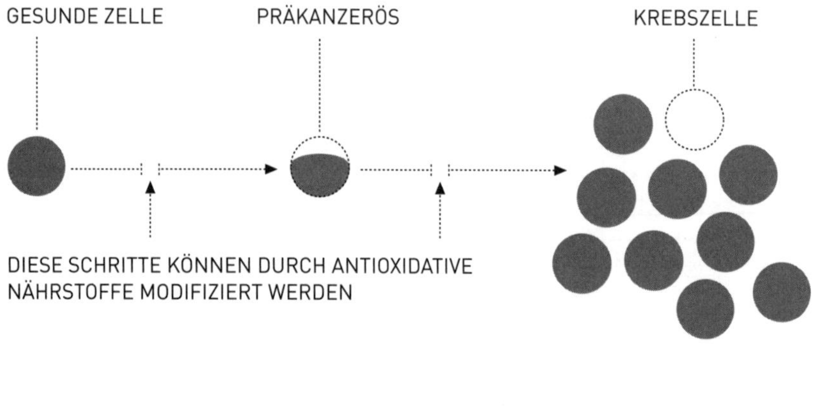

Störfeldsanierung: Wenn die Regulationsvorgänge in unserem Körper gestört werden, können chronische Krankheiten wie Krebs oder Rheuma entstehen. Die häufigsten Störfelder sind: Zähne, Darm, Narben, Nasennebenhöhlen, Mandeln und Blinddarm. Wurzelbehandelte Zähne oder Stiftzähne sind massive Störfelder, die bei der Krebstherapie immer mitberücksichtigt werden müssen. Andere Störfelder wie zum Beispiel Narben können mittels Neuraltherapie sehr gut beseitigt werden. In der Krebstherapie ist die Störfeldsanierung unerlässlich.

Neuraltherapie: Die Neuraltherapie wurde von den Ärzten und Brüdern Ferdinand und Walter Huneke Anfang des 20. Jahrhunderts entwickelt. Umfangreiche wissenschaftliche Untersuchungen bestätigen die Wirksamkeit. Mit der Injektion von Lokalanästhetikum in Störfelder wie Narben, Mandeln etc. wird der pathologische Störimpuls beseitigt und es kann sich wieder ein funktionierendes Regulationssystem aufbauen.

Immunmodulation: Unter Immunmodulation versteht man die aufbauende Therapie des körpereigenen Immunsystems. Wie ich oben bereits beschrieben habe, handelt es sich beim Krebsgeschehen um Regulationsblockaden in sämtlichen Regelkreisen des Organismus. Auch das Immunsystem ist davon betroffen, kann es doch das Entarten einzelner Körperzellen und die Entzündungsvorgänge nicht mehr unter Kontrolle halten. Wenn bei Chemotherapien das Immunsystem stark reduziert wird, kommt ebenfalls die Immunmodulation zum Einsatz.

Die Immunmodulation wird nicht nur bei Krebs eingesetzt, sondern je länger je mehr bekommt sie einen wichtigen therapeutischen Stellenwert bei Allergien, Virusinfektionen und Auto-Immun-Krankheiten, chronischen Infektanfälligkeiten, um nur einige zu nennen.

Die Ernährungsumstellung hat nicht nur einen Einfluss auf das innere Milieu, sondern auch eine direkt entlastende Wirkung auf das Immunsystem. Den Zusammenhang zwischen Psyche und Immunsystem merken die Menschen mit der Veranlagung zu Herpes labialis (Fieberbläschen) am besten. Stress oder Ärger kann bereits das Immunsystem derart unterdrücken, dass die Herpes-Viren die Fieberbläschen erzeugen. Eine Korrektur einzelner psychischer Faktoren kann als stärkende und aufbauende immunmodulative Therapie angesehen werden.

Es gibt in der Ganzheitlichen biologischen Medizin diverse Medikamente, die das Immunsystem positiv beeinflussen können.

Ausleitungstherapie: Mit der Ausleitungstherapie werden Toxine, die entweder im Körper selber entstanden sind oder von aussen den Körper belasten, ausgeleitet. Früher wurde den Körpersäften viel mehr Beachtung geschenkt. Bei vielen Krankheiten wie auch bei Krebs wurde über die Lymphen der Körper von seinen giftigen Stoffwechselschlacken befreit.

Orthomolekulare Therapie: Der Nobelpreisträger Linus Pauling definierte die orthomolekulare Medizin wie folgt: «Orthomolekulare Medizin ist die Erhaltung guter Gesundheit und die Behandlung von Krankheiten durch

REDUKTION VON KREBSFÄLLEN MITTELS SELEN

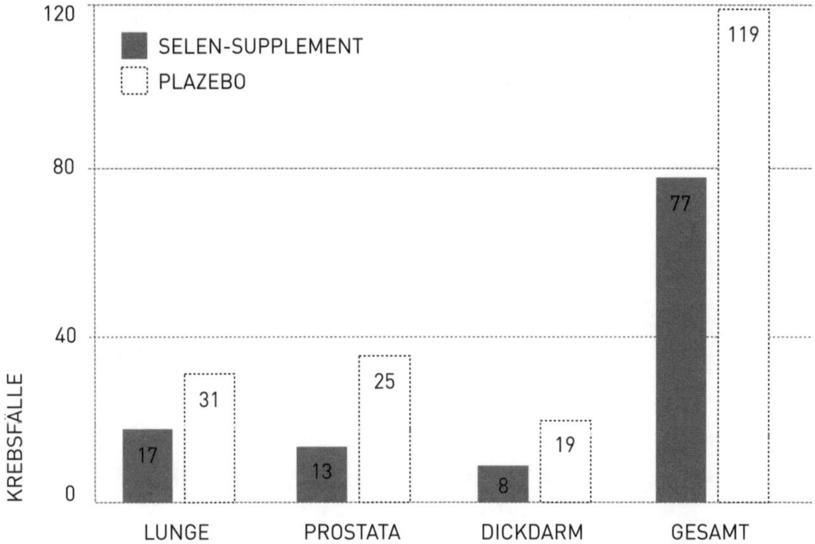

Mit einer Supplementierung von 200 µg Selen pro Tag kann das Krebsrisiko halbiert werden.

Veränderung der Konzentration von Substanzen im menschlichen Körper, die normalerweise im Körper vorhanden sind und für die Gesundheit erforderlich sind.»

Insbesondere bei Krebserkrankungen ist ein ausgewogenes Verhältnis von Vitaminen und Spurenelementen sehr wichtig. Ohne dieses richtige Verhältnis ist es dem Körper nicht möglich, ein gut funktionierendes Regulationssystem aufrechtzuhalten. Enzyme brauchen teilweise Spurenelemente, damit die biochemischen Abläufe in Gang gesetzt werden.

Die Auswahl der richtigen Vitamine und Spurenelemente bei der Krebstherapie richtet sich nach der Erfahrung des Therapeuten und sollte wenn möglich mittels energetischer Tests ermittelt werden.

Enzymtherapie: Enzyme sind biochemische Katalysatoren, die ablaufende Prozesse beschleunigen. Ich setze vorwiegend pflanzliche Enzyme ein, die die Heilungsvorgänge an Geweben beschleunigen. Für die Rückentwicklung von Tumoren sind Enzyme immer ein Therapiebestandteil.

Weitere Sanierungen: Neben den oben erwähnten Therapien darf das Sanieren verschiedener Belastungen nicht vergessen werden. So können geopathische Störfelder (Erdstrahlenbelastungen) und Elektrosmog zu den Ursachen für die Krebsentstehung gezählt werden. Auch chemische Belastungen durch Farbanstriche, Reinigungsmittel, Spritzmittel und vieles mehr sollten in der Krebstherapie mitberücksichtigt werden.

LEBENSMITTEL Die Patientin wollte keine biologischen Medikamente einnehmen, um die Beschwerden in ihren Gelenken zu mindern. «Wissen Sie», sagte sie zu mir, «ich bin sehr kritisch, ich nehme eigentlich nie Medikamente, die machen einem nur noch mehr Probleme.» Ich gratulierte der Patientin zu ihrer kritischen Einstellung mit der Bemerkung: «Dann sind Sie nicht nur den Medikamenten gegenüber kritisch eingestellt, sondern achten allgemein darauf, was Sie in den Mund stecken.» «Wieso? Wie meinen Sie das?», fragte sie zurück.

«Ich meine damit, dass Sie auch den Nahrungsmitteln, der Ernährung im Gesamten gegenüber eine kritische Haltung einnehmen», antwortete ich.

«So ein Blödsinn», meinte sie darauf, «was kann denn an der Ernährung nicht richtig sein?»

Eine von vielen Diskussionen in der naturärztlichen Sprechstunde. Ich bin immer wieder erstaunt über die einseitige kritische Einstellung meiner Mitmenschen. Sehr oft höre ich von ihnen, sie seien kritisch. Diese Menschen sind aber nicht wirklich kritisch, sondern nehmen in einem winzigen Bereich eine sture Haltung ein. Wären sie tatsächlich kritisch, würde es nie zu derartigen Diskussionen kommen. Es wäre ihnen klar, dass die Aussage «ich bin kritisch» sehr vieles umfasst. Kaum jemand ist in der heutigen Zeit überhaupt noch fähig, alles mit dem er in Kontakt kommt, kritisch zu hinterfragen.

Aber je mehr der moderne Mensch von der Industrie zu einem unkritischen Konsumenten manipuliert wird, umso mehr braucht es Menschen, die diese Manipulation durchschauen. Vor allem im Bereich der Nahrungsmittelherstellung soll der Irrsinn der chemischen Beeinflussung der Lebensmittel aufgedeckt werden.

Nach wie vor glaubt die Bevölkerung, alles, was sich an Nahrungsmitteln auf dem Markt befinde, sei für unsere Gesundheit unbedenklich. Die Industrie muss sich ja an die gesetzlichen Vorschriften halten. Tatsächlich hält sich die Lebensmittelindustrie an die verschiedenen Verordnungen im Lebensmittelgesetz. Der Gesetzgeber aber, als angeblich neutrale Instanz, hat bei der Entstehung einer Lebensmittelverordnung nicht das Wohl der Bevölkerung im Auge, sondern hält sich immer an die Vorgaben der Industrie.

Mitte 2002 wurde in der Schweiz die neue ZuV (Zusatzstoffverordnung im Lebensmittelgesetz Art. 38) in Kraft gesetzt. Mit dieser neuen Verordnung hat sich die Schweiz den Bestimmungen im Welthandelsabkommen (WTO) angepasst. Es dürfen nun EU-konform und mit bundesrätlichem Schutz die Lebensmittel gefärbt, bestrahlt und antibiotisch entkeimt werden. Es sollte davon ausgegangen werden, dass neue gesetzliche Bestimmungen immer Verbesserungen enthalten. Mit dieser neuen ZuV macht die Schweiz aber einen derart gewaltigen Rückschritt, dass man an der kognitiven Fähigkeit des Gesetzgebers zweifeln muss.

FARBSTOFFE Sie sind mit ihrem Sprössling beim Einkaufen und kämpfen sich durch die schlangenförmig angeordneten Gestelle. Anschliessend warten Sie mehr oder weniger geduldig vor einer Kasse. Unverhofft zeigt ihr kleiner Liebling mit leuchtenden Augen auf die bunten Süssigkeiten, die scheinbar zufällig neben der Kasse stehen. Das Verlangen wird den Eltern meist erst zaghaft, dann immer bestimmter unterbreitet. Um dem Geschrei ein Ende zu machen, man liebt den Kleinen ja von Herzen, landet schliesslich die farbige Versuchung im Einkaufswagen oder in den Händen des Einkaufswagenmitfahrers.

Das neue ZuV hat ermöglicht, dass Kinderaugen noch mehr leuchten beim Betrachten der bunten Naschwaren: das buttergelbe Tartrazin (E102) darf wieder verwendet werden. Nur aufgrund einer Klage Spaniens und Englands vor der Welthandelsorganisation (WTO) auf Abbau von Handelshemmnissen wurde in der Schweiz Tartrazin als Lebensmittelzusatzstoff bewilligt, obwohl der Stoff als klassischer Allergieauslöser und stark gesundheitsschädigend gilt. Vorher war der gelbe Farbstoff lange Zeit strengstens verboten und an der Landesgrenze wurden Arzneimittel, die den Stoff enthielten, zurückgewiesen. Ähnlich verhält es sich mit dem Farbstoff Erythrosin (E127). Verwendet wird er, um Cocktailkirschen und Speiseeis rot zu färben. Doch mit seinem Jodgehalt kann er Jodallergien und Fototoxizität (Hautreaktionen durch UV-Strahlen) auslösen.

BESTRAHLUNG Dem EU-Recht angepasst wurde ebenfalls das Bestrahlen von Gewürzen und aromatischen Kräutern. Die Bestrahlung dient in erster Linie dazu, die Naturprodukte für den weltweiten Markt haltbar zu machen. Es werden aber nicht nur diese Gewürze und Kräuter bestrahlt, sondern über die Vorschriften hinaus werden weltweit Avocados, Bananen, Erdbeeren, Getreideflocken, Kartoffeln, Mangos, Reis, Trockengemüse, Tomaten etc. mit ionisierenden Strahlen behandelt. Diese zerstören die wertvollen Vitamine A, C, E, B1, B6 und B12. Der Konsument erfährt meist nichts, weil eine Deklaration nicht vorgesehen ist.

LEBEN UND LICHT Der moderne Mensch hat den Bezug zum Wort Leben verloren. Erst wenn jemand stirbt, merkt der heutige Mensch, hier ist Leben verloren gegangen oder es hat sich im Bereich des menschlichen Daseins etwas verändert.

Was ist es, das uns am Leben erhält?

In den Zeilen von Angelus Silesius (1624–1677):
«Das Brot ernährt uns nicht; was uns im Brote speist,
ist Gottes ewiges Licht, ist Leben und ist Geist.»
steckt die Antwort und eine sehr grosse Weisheit.

Dass Mensch und Tier essen und trinken müssen, um am Leben zu bleiben, ist jedermann klar. Das Augenmerk ist immer auf die Substanz in den Nahrungsmitteln gerichtet. Die Bezeichnung Lebensmittel kann nicht mehr verstanden werden, und wenn ich sehe, wie unsere Nahrung chemisch und energetisch verändert wird, ist die Bezeichnung Lebensmittel ohnehin nicht mehr angebracht. Die Bezeichnungen Lebens-, Nahrungs- und Genussmittel werden gemischt und können nicht mehr voneinander getrennt werden. Der Mensch isst, was ihm Spass macht und was Trend ist. Es werden Kalorien gezählt, also der Brennwert der Nahrung wird noch berücksichtigt, aber das geht an der Sache vorbei. Beim Lebensmittel kommt es nicht auf den Brennwert, sondern auf den Gehalt an Leben an. Was ist das Leben in einem Lebensmittel? Bei den Lebensmitteln werden zwar die Kohlenhydrate, Eiweisse, Fette, Zusatzstoffe und Mineralien deklariert, auf keiner Verpackung steht hingegen wie viel Leben das Produkt enthält.

Leben ist gespeicherte Sonnenenergie in den Pflanzen. Nur die Pflanzenwelt ist in der Lage, Leben zu bilden. Wenn Sie das Fleisch eines Tieres essen, so nehmen Sie das Leben des Tieres auf, das Tier hat aber das Leben von der Pflanze aufgenommen. Wenn Sie Fleisch von Tieren essen, die sich von Pflanzen ernähren, konsumieren Sie also indirekt Sonnenenergie. Wenn sich das Tier aber von einem anderen Tier ernährte, verliert die gespeicherte Sonnenenergie zusehends an Wirkung. Die höchste Konzentration an Leben ist in der pflanzlichen Nahrung zu finden. Die Pflanzen können mit Hilfe des Chlorophylls Licht aufnehmen und zusammen mit Wasser und eingeatmeter Kohlensäure Substanz und Leben aufbauen.

Die Menschen sind also, um gesund zu bleiben, auf den Konsum von natürlich angebauten Pflanzen angewiesen. Weil der Mensch immer mehr ertrags- und gewinnorientiert denkt und handelt, kam es dazu, dass er den Rindern nicht nur Gras verfütterte, sondern Kraftfutter aus Tiermehl. Das führte dazu, dass diesen Rindern tierische Eiweisse verfüttert wurden, die zu Stoffwechselstörungen führen und die Sonnenenergie aus dem Gras fehlte. Es wurde missachtet, dass das Rind zu den strengsten Vegetariern gehört, also das Verfüttern von Schlachtabfällen absolut widernatürlich ist. Der Mensch hat sich so weit von der Natur entfernt, dass er nicht einmal die natürlichen Ernährungsbedürfnisse eines Rindes erkennen konnte. Durch die materialistische Denkweise werden nur die stofflichen Inhalte der Nahrung berücksichtigt, nicht aber deren Qualität. Erst als durch die widernatürlichen Fütterungen der Rinderwahnsinn (BSE) auftrat, kam es zu einem Verbot dieser tierischen Futterzusätze.

Das Auftreten des Rinderwahnsinns ist nicht eine einmalige Entgleisung, sondern entstammt dem heutigen fehlerhaften Denken und Verhalten des Menschen zu Natur und Leben. Dieses Manko wird durch die Wissenschaft zu kompensieren versucht, indem immer weiter ins Detail geforscht wird. Die einzelnen Wirkstoffe und bis in die genetischen Zusammenhänge wird alles und jedes erforscht. Dass aber die Menschen, Tiere und Pflanzen eingebunden sind in die kosmischen Einflüsse und daher andere Erkenntnisse vom Wesen und Sinn des Lebens erforderlich sind, kann die moderne Wissenschaft nicht erkennen. Der Rinderwahnsinn gehört bereits der Vergangenheit an, der Menschenwahnsinn ist bereits aktuell und wird ungeahnte Ausmasse annehmen.

LEBERERKRANKUNGEN

HEPATITIS AKUT Hepatitis wird durch ein Virus hervorgerufen. Lebererkrankungen sind meist heimtückisch, da keine Schmerzen an der Leber verspürt werden können. Fettunverträglichkeit oder Druck im Oberbauch können auf Leberprobleme schliessen, sind aber auch Symptome bei Magen- oder Zwölffingerdarm-Krankheiten.

Unübersehbar ist die Gelbsucht, bei der sich vor allem die Bindehäute des Auges gelb färben. Dabei wird der Urin dunkel und der Stuhl lehmfarbig, es tritt häufig auch Fieber und Erbrechen auf.

HEPATITIS CHRONISCH Die chronische Hepatitis kann sich aus einer unbehandelten oder nicht richtig behandelten akuten Hepatitis entwickeln. Alkoholismus, Fehlernährung oder Darmstörungen können weitere Ursachen einer chronischen Hepatitis sein.

LEBERSCHRUMPFUNG (ZIRRHOSE) Durch einen langdauernden Entzündungsherd wird das gesunde Lebergewebe verdrängt, es kann zu Fetteinlagerungen (Fettleber) und schlussendlich zu narbigen Schrumpfungen kommen. Die Leistungsfähigkeit des Patienten nimmt zusehends ab. Der Druck im Oberbauch und die Appetitlosigkeit nehmen zu. Es entsteht ein Blähbauch. Auf der Innenseite der Hände verfärbt sich die Haut rötlich und überall am Bauch werden spinnfadenförmige Blutgefässe sichtbar. Am Nabel entstehen Krampfadern. Durch das allmähliche Einstellen der Leberfunktion wird der gesamte Organismus mit Abfallprodukten des Stoffwechsels überschwemmt.

THERAPIE Hat sich bereits eine starke Zirrhose entwickelt, kommt jede therapeutische Massnahme zu spät. Haben sich einmal Narben im Lebergewebe gebildet, können sie nicht mehr in normales Lebergewebe zurückverwandelt werden. Es ist deshalb äusserst wichtig, akute, aber auch chronische Leberentzündungen ursächlich bis zur Ausheilung zu behandeln.

- Ernährungsumstellung: Keine tierischen Eiweisse, keine denaturierte Nahrung, keine Genussgifte wie Alkohol und Nikotin.
- Darmsanierung: Wichtig ist eine gründliche Darmsanierung mit Ernährungsumstellung, aber auch die Colon-Hydro-Therapie gehört dazu.

Die Ganzheitliche biologische Therapie umfasst neben den obigen Massnahmen ein grosses Spektrum an möglichen Therapie-Kombinationen.

Was bei meiner Therapie immer dazu gehört:

- Mucokehl-Tabletten: täglich 2 Tabletten, vor dem Schlafen
- Carduus-Chelidonium-Tropfen von Phönix: täglich 3x20 Tropfen
- Liv-52-Tabletten: täglich 3x2 Tabletten
- Pinikehl-Tropfen: täglich 1x8 Tropfen

Mischspritze: 2x wöchentlich subcutan (unter die Haut) unter rechten Rippenbogen:

- 2 Hepar-compositum-Ampullen von Heel
- 1 Pinikehl-Ampulle von Sanum Kehlbeck

Diese Therapie kann sich über viele Monate erstrecken, so lange bis die Leberwerte in Ordnung sind. Auch wenn die Leber sich wieder regeneriert hat, muss auf einen soliden Lebenswandel geachtet werden.

LEBERFLECKEN Als Leberflecken werden bräunlich-fleckige Hautverfärbungen bezeichnet. Mit zunehmendem Alter sieht man sehr oft bei den Menschen an Händen und Unterarmen diese fleckigen Hautveränderungen, sie werden meist als Altersflecken bezeichnet. Die Altersflecken entstehen aufgrund von Ablagerungen eines überlasteten Stoffwechsels. Es ist ein Hinweis darauf, dass die zuständigen Ausscheidungsorgane überfordert oder allenfalls bereits krankhaft geschädigt sind. In vielen Fällen verschwinden oder verblassen diese Altersflecken nach Entgiftungskuren mit gleichzeitiger Aktivierung der Stoffwechselorgane.

LIPOM Unter Lipom versteht man eine gutartige Fettgeschwulst, die sich unter der Haut bildet. Lipome sind langsam wachsende Neubildungen aus Fettgewebe. Diese Fettgeschwulst kommt bei den Menschen viel häufiger vor als man denkt. Es gibt Leute, vermehrt Männer, die haben am ganzen Oberkörper Lipome.

In den meisten Fällen können die Lipome mit einer Ausleitungskur, in der ein pflanzliches Lebermittel integriert ist, zurückentwickelt werden. In wenigen Fällen muss ich zusätzlich die Medikamente Mucokehl und Nigersan verabreichen.

Bei sehr wenigen Patienten kann ich mit der biologischen Therapie die Lipome nicht zurückentwickeln. In diesen Fällen ist eine chirurgische Intervention nötig, sofern der Patient die Lipome beseitigt haben will.

LUNGENKRANKHEITEN Die Lungen sind die Hauptorgane der Atmung. Ihre Aufgabe ist die Aufnahme von Sauerstoff und die Abgabe von Kohlensäure. Die beiden Lungenflügel füllen den grössten Teil des Brustkorbs aus. Sie sitzen dem Zwerchfell auf, die Spitzen reichen bis in die Schlüsselbeingrube.

An den Lungenbläschen wird der Gasaustausch vorgenommen. Die einzelnen Lungenbläschen haben lediglich einen Durchmesser von einem Millimeter. Die Gesamtoberfläche der Lungenbläschen beträgt aber

70 bis 80 Quadratmeter. Eine derart grosse Oberfläche ist auch anfällig auf schädigende Einwirkungen.

LUNGENENTZÜNDUNG (PNEUMONIE) Häufig ist die chronische Bronchitis eine Ursache für die Lungenentzündung. Die Bronchitis schwächt die Atmungsorgane und das Immunsystem so, dass sich eine Entzündung in den Lungen ausbreiten kann. Eine Lungenentzündung muss ärztlich therapiert werden, damit keine Folgekrankheiten entstehen.

Es gibt verschiedene Ursachen, die zu einer Lungenentzündung führen können.

Die häufigsten Entzündungen entstehen aufgrund einer Schwächung des Immunsystems, so durch Chemotherapie, Aids, Mangelernährung und durch verschiedene Bakterien wie Streptococcus pneumoniae, Staphylokokken, Klebsiella pneumoniae, Haemophilus influenzae. Aber auch eine sekundäre Entzündung als Folge anderer Lungenerkrankungen, zum Beispiel ein Lungenödem, Lungeninfarkt, Bronchialkrebs oder Verengungen der Bronchien, sind möglich.

Da die Lungen eine grosse Oberfläche aufweisen, ist die Inhalation von Metalldämpfen, Staub (Mehl, Zement, Stein) oder von Rauch eine weitere mögliche Ursache für eine Lungenentzündung. Eine Lungenentzündung wird meist mit Antibiotika therapiert. Tritt die Lungenentzündung wiederkehrend (rezidivierend) in Erscheinung, ist vielmals die Ganzheitliche biologische Medizin gefragt.

Wichtig ist, die Ursache zu finden und zu therapieren. Sämtliche Störherde im Kopf- und Halsbereich müssen ausgeschaltet werden. Dazu gehören die Sanierung von Zahnherden, eine Neuraltherapie an den Gaumenmandeln und an dem Warzenfortsatz des Hinterkopfes.

Nasenneben- und Stirnhöhlen können starke Störfelder sein, die es zu erkennen gilt und mittels Neuraltherapie oder Akupunktur neutralisiert werden müssen.

Bei verschiedenen Lungenproblemen wird der Dickdarm (Colon) als mögliches Störfeld vergessen. Wenn ich bei Lungenpatienten eine Störung im Bereich Dickdarm feststelle, so ist die Colon-Hydro-Therapie ein absolutes Muss. Die Lunge kann man als eine Darmausstülpung ansehen und dient der Ernährung – der Ernährung im geistigen Sinne durch die Luft.

Lungenprobleme weisen oft auch auf eine starke psychische Belastung hin. Die Lungen stehen für die Fähigkeit, das Leben in uns aufzunehmen. Atmen heisst leben, lebendig und im Austausch mit der Umwelt sein. Lungenstörungen können mit dem Gefühl verbunden sein, kein Recht auf Leben zu haben, das Leben nicht in seiner ganzen Fülle leben zu können, sich eingeengt zu fühlen, so dass ein eigenes Leben nicht möglich wird.

Sind die Ursachen gefunden, meist ist es eine Kombination von mehreren Ursachen, kann sehr gut mit biologischen Medikamenten therapiert werden.

LUNGENFIBROSE, LUNGENTUBERKULOSE Bei der Lungenfibrose wird das Lungengewebe narbig umgebaut, meist aufgrund chronischer Entzündungen oder Reizungen des Lungengewebes. Dieser Umbau setzt sich fort, bis die Lunge funktionsuntüchtig wird.

Ich habe festgestellt, dass bei der Fibrose meist Pilze (Mykosen) die eigentliche Ursache darstellen. Durch die jahrelange Belastung des Lungengewebes durch die Pilze Candida albicans oder Aspergillus niger, die chronisch meist leichte Entzündungen verursachen, kommt es zu den fibrösen Veränderungen.

Cadmium als umweltbelastendes Schwermetall kann ebenfalls mitverursachend sein bei Lungenfibrose, Lungenemphysem, chronischer Bronchitis und Kurzatmigkeit.

Mit den geeigneten biologischen Medikamenten kann die Fibrose gestoppt werden, aber das inaktive Lungengewebe kann nicht mehr regeneriert werden. Bei der Lungentuberkulose ist der eigentliche Verursacher immer der menschliche (tierische) Symbiont Aspergillus niger. Wird mit Antibiotika therapiert, kann nicht der Aspergillus – sondern lediglich die Entzündung – beseitigt werden, was aber mit der Zeit zu anderen Problemen mit dem Aspergillus niger führen kann.

Ob bei Lungenfibrose, Tuberkulose oder bei vielen anderen Lungenkrankheiten, die nicht als sekundäre Erkrankungen angesehen werden, müssen immer biologische Therapien mit den entsprechenden Pilzpräparaten zum Einsatz kommen.

LUNGENKREBS In den meisten Fällen wird Lungenkrebs durch das Tabakrauchen verursacht. Der Raucher hat ein zehnmal grösseres Risiko an Lungenkrebs zu erkranken als der Nichtraucher. In der Schweiz sterben jährlich zirka 3000 Menschen an Lungenkrebs. Wird einmal die Diagnose Lungenkrebs gestellt, sind die Heilungschancen eher schlecht. Umso wichtiger sind die präventiven Massnahmen. Die beste Vorsorge ist das Nichtrauchen, aber auch ein Raucher, der noch im gesunden Zustand mit dem Rauchen definitiv aufhört, hat gute Chancen keinen Lungenkrebs zu bekommen.

ERKRANKUNGEN DES LYMPHSYSTEMS

Zum Lymphsystem gehören die Lymphgefässe, Lymphknoten, Milz, Thymus, Tonsillen (Mandeln), Wurmfortsatz (Blinddarm) und die Lymphfollikel in den verschiedenen Organen. Die Lymphe ist eine hellgelbe Flüssigkeit, ausser die Lymphe aus dem Abströmgebiet des Darms, die nach fettreicher Nahrung milchig-trüb ist. Pro Tag werden zwei bis drei Liter Lymphe gebildet. Was die Menschen vom Lymphsystem am ehesten wahrnehmen, sind die Lymphknoten, wenn sie vergrössert sind. Die Lymphknoten haben normalerweise einen Durchmesser von wenigen Millimetern, können aber bis zur Pflaumengrösse anwachsen. Ungefähr die Hälfte aller Lymphknoten ist im Rachen-Hals-Bereich, wo sie als Filterstationen

Gifte, Bakterien und Zellteile aufnehmen. Das Lymphsystem hat eine wichtige Funktion in der Infektabwehr, indem es Lymphozyten (weisse Blutkörperchen) produziert.

Werden zu viele Lymphozyten produziert, spricht man von lymphatischer Leukämie. Es gibt sehr viele verschiedene Leukämieformen. In meiner Praxis werde ich am meisten mit der chronisch-lymphatischen Leukämie konfrontiert, meist eine Erkrankung im höheren Lebensalter. Bei dieser Form der Leukämie ist es sehr wichtig, nicht sofort bei der Entdeckung Chemo- oder Cortisontherapien einzusetzen.

Sehr wichtig ist hier die Störfeldsuche. Alte wurzelbehandelte Zähne oder Stiftzähne können zusammen mit chronischer Belastung von Schwermetallen oder Lösungsmitteln eine Ursache darstellen.

THERAPIE Die Therapie richtet sich nach der Ursache. Meist hohe Dosierungen von Spurenelementen, Vitaminen (Beta-Carotin aus Bio-Karotten-Saft) und Medikamente der Firma Sanum Kehlbeck und Nosoden-Präparate der Firma Heel.

Vergrösserte Lymphknoten im Hals-Rachen-Bereich oder Leistenbereich sind eine Reaktion auf eine erhöhte Abwehrbereitschaft und sind demzufolge nicht therapiebedürftig. Aber der Körper beziehungsweise das Immunsystem ist in seiner Reaktion zu unterstützen mit einem immunstärkenden pflanzlichen Medikament und einem Lymphmittel, zum Beispiel:
– Myosotis von Heel: täglich 3x20 Tropfen oder
– Lachesis von Phönix: täglich 3x20 Tropfen

LYMPHSTAUUNGEN Ödeme (krankhafte Ansammlung von Flüssigkeit im Gewebe) in den Beinen oder Armen zum Beispiel nach Brustkrebs können mit Lymphdrainage beseitigt werden. Bei der Lymphdrainage wird mit den Fingerkuppen die Haut in Richtung der Lymphbahnen fein massiert. Besonders bei Lymphstauungen in den Beinen ist es wichtig, dass der tierische Eiweissanteil, insbesondere die Milch, in der Nahrung stark reduziert und gleichzeitig das Venensystem aktiviert wird.

MAGENKRANKHEITEN Der Magen ist ein wichtiges Organ in unserem Verdauungsschlauch. Obwohl der Magen ein sehr robustes Organ ist, kann er sehr empfindlich auf schädliche Einwirkungen durch unverträgliche Medikamente, Alkohol, Nikotin oder Speisen und Getränke reagieren.

Der Magen kann auch bei einer Veranlagung auf psychische Verstimmungen mit Funktionsstörungen oder Schmerzen reagieren. Dem gibt die Aussage «Das hat mir auf den Magen geschlagen» Ausdruck. Sicher wurde hier niemand handgreiflich, sondern Nervosität und psychische Anspannung haben über das vegetative Nervensystem die Magenschleimhaut gereizt, was zu Appetitmangel, Druck oder Brennen im Oberbauch führen kann.

Der Magen hat normalerweise ein Fassungsvermögen von etwa zwei Litern und seine vier Millionen Magendrüsen bilden täglich rund zwei Liter Magensaft. Mittels Wirkstoffen und Salzsäure kommt es hier vor allem zur Verdauung von Eiweiss. Im Weiteren hat der Magen die Aufgabe den Nahrungsbrei zu speichern. Erst wenn die Verdauung einen gewissen Grad erreicht hat, öffnet sich der Magenpförtner, so dass der Mageninhalt in den Zwölffingerdarm gleiten kann.

MAGENSCHLEIMHAUTENTZÜNDUNG (GASTRITIS)

Eine sehr häufige Erkrankung, die auf Ernährungsfehler, Alkohol, Nikotin, Krankheitserreger, Arzneimittelkonsum ebenso zurückgehen kann wie auf Erkrankungen anderer Organe im Oberbauch. Die Symptome zeigen eine Appetitlosigkeit, die sich bis zur widerwilligen Nahrungsaufnahme steigern kann. Ebenso gehören Symptome wie Brechreiz, Oberbauchschmerzen, Völlegefühl und Druckgefühl dazu.

Wenn eine akute Magenentzündung nicht richtig ausheilt, kommt es zur chronischen Magenentzündung.

Eine chronische Magenschleimhautentzündung kann mit den Jahren zu einem Magengeschwür führen. Es ist sehr wichtig eine Gastritis richtig zu therapieren, nicht lediglich sich mit der vorübergehenden symptomatischen Ruhigstellung durch Medikamente zu begnügen.

In erster Linie sind die Verursacher der Schleimhautreizung zu beseitigen. Das sind Alkohol, Nikotin und Kaffee mit Milch oder Rahm. (Das Gemisch von Kaffee und Milch oder Rahm ergibt eine Emulsion, die lange Zeit den Magen reizt. Schwarzer Kaffee ist meist weniger reizend.) Weisser Zucker und alle Zuckerprodukte sind Gift für die Magenschleimhaut!

Mittels Akupunktur und Neuraltherapie kann zusammen mit der richtigen Ernährung die Schleimhaut beruhigt werden. Wichtig ist immer das Mittherapieren der Leber.

Das Bakterium Helicobacter pylori ist in Verruf geraten, Magenschleimhautentzündungen zu machen. Die schulmedizinische Therapie beschränkt sich dagegen auf den Einsatz von Antibiotika. Es genügt nicht, das Bakterium für einmal zu beseitigen; denn wenn die Ursache nicht angegangen wird, ist dem Patienten auf die Dauer nicht geholfen. Besser ist:

- Amalgambelastung reduzieren, weil das Quecksilber das Bakterium fördert
- Aufnahme von tierischen Eiweissen reduzieren
- Übersäuerung des Körpers therapieren
- für stressfreies Leben sorgen

Es gibt eine sehr wirkungsvolle Therapie mit biologischen Medikamenten gegen Helicobacter pylori. Eingesetzt werden: Fortakehl, Mucokehl,

(Nigersan), Rebas, Recarcin, Sanukehl Prot und nach rund zwei Wochen hohe Dosen Vitamin C.

Eine Übersäuerung kann dazu führen, dass die Magenschleimhaut zu viel Salzsäure produziert, um dem Körper zu helfen Säure auszuleiten. Eine Ernährungsumstellung, wie bei den Rheumapatienten, und Basemittel (Pulver mit lauwarmen Wasser, Tabletten wirken zu wenig) sind empfehlenswert. Ebenfalls hat Broccoli einen positiven Effekt.

Medikamente können teilweise ebenfalls Mitverursacher für Magenschleimhautstörungen sein. Beachten Sie die Beipackzettel oder fragen Sie Ihren Arzt bezüglich der Magenschädlichkeit Ihres Medikamentes. Geben Sie sich nicht zufrieden, wenn Ihr Hausarzt Ihnen einfach ein Gegenmittel verschreiben möchte.

Es ist wichtig, bei länger andauernden Beschwerden, sich beim Arzt zu melden, damit die Krankheit abgeklärt werden kann.

Überragende Ärzte verhindern Krankheiten,
mittelmässige heilen noch nicht ausgebrochene Krankheiten,
unbedeutende Ärzte behandeln bestehende Krankheiten.
Chinesisches Sprichwort

MAGERSUCHT (ANOREXIA NERVOSA) Unter Anorexie, zu der auch die Bulimie gehört, versteht man Essstörungen, die keine organischen Ursachen haben. Die magersüchtige Patientin hat Angst vor Fettleibigkeit. Diese Angst führt dazu, dass die Nahrung verweigert wird. Aber nicht die Angst vor dem Übergewicht ist die psychische Grundursache, sondern die Patientin hat ein übergrosses Bedürfnis nach Liebe und Selbstakzeptanz. Die Magersüchtige hat ein verzerrtes Bild ihres Umfeldes, sie glaubt fest daran, nicht geliebt und akzeptiert zu werden. Aus diesem Gefühl oder dieser Fehlwahrnehmung heraus verfällt die junge Frau in Selbstverurteilung, Selbstzurückweisung und in eine enorme Selbstzerstörung.

Die Magersüchtige befindet sich in einem Teufelskreis des Bedürfnisses nach Liebe und Zuneigung und dem Unvermögen, Liebe und Zuneigung zu geben und zu leben. So verfällt sie in den Hilfeschrei der Magersucht: «Seht doch, wie ich leide, helft mir, liebt mich!»

MULTIPLE SKLEROSE (MS) Diese Krankheit ruft entzündliche Veränderungen und Verhärtungen im Gehirn und im Rückenmark hervor. Frauen sind etwas mehr betroffen als Männer. Die Krankheit verläuft chronisch und tritt manchmal in Schüben auf. Bei etwa fünf Prozent der Betroffenen verläuft die Krankheit so stark, dass sie invalid und auf den Rollstuhl angewiesen sein werden. Man kann davon ausgehen, dass die Krankheit nicht zum Tode führt.

Die Symptome sind sehr vielfältig. Es kann zu Sehstörungen wie Doppelbilder, Verschlechterung der Sehstärke und Farbsehstörungen kommen. Häufig kommen Lähmungen oder Teillähmungen aller Gliedmassen vor, aber auch der Schliessmuskel von Darm und Blase kann betroffen sein. Empfindungsstörungen wie Ameisenlaufen und Taubheitsgefühl sind meist anfängliche Symptome. Schnelle Ermüdbarkeit und eine typische abgehackte Sprache sind weitere mögliche Symptome.

Die Diagnose ist speziell in der Anfangszeit äusserst schwierig zu stellen. Die Entzündungsherde im Gehirn und Rückenmark können mit der Magnetresonanztomografie (MRI) sehr genau ermittelt werden.

Die schulmedizinische Therapie besteht darin, dass Krankengymnastik, Massagen, Gehtraining, Ergotherapie und vieles mehr verschrieben wird. Die Bewegungsabläufe werden geübt, Muskeln gestärkt und Verkrampfungen gelöst. Gegen diese Bewegungstherapien habe ich keine Einwände, sie ändern aber an der Grundproblematik überhaupt nichts. Es gibt noch eine neue, aber sehr teure medikamentöse Therapie mit Beta-Interferon. Viele Patienten, vor allem diejenigen, die in meine Praxis kommen, sind mit dieser Therapie sehr unglücklich, weil sie verschiedene Nebenwirkungen zeigt.

Da es sich bei der Multiplen Sklerose um eine Autoimmunkrankheit oder um eine Virusinfektion handeln könnte, ist alles daran zu setzen, das Immunsystem belastende Faktoren auszuschalten und regulierende Massnahmen zu fördern.

Die MS-Therapie ist eine Angelegenheit der Ganzheitlichen biologischen Medizin, da nur diese Therapie die Ganzheitlichkeit des Patienten berücksichtigt und vor allem alle Faktoren, die zu einer Unterdrückung des Immunsystems führen, erkennen und ausschalten kann. Die Unterdrückung des Immunsystems ist ein multifaktorielles Geschehen, ebenso das Entstehen der wiederkehrenden Entzündungsreaktionen und der oxidative Stress.

THERAPIE

Es ist wichtig, vor der Therapie abzuklären, welchen Umweltbelastungen der Patient ausgesetzt ist. Bei allen MS-Patienten stelle ich eine mehr oder weniger starke Belastung durch Schwermetalle und Elektrosmog durch Mikrowellen (Mobiltelefon, Mikrowellenherd etc.) fest.

Bei der Ernährung sollte darauf geachtet werden, dass sie keine tierischen Eiweisse enthält, damit die Entzündungsreaktionen (Arachidonsäure-Prostaglandin E2) nicht weiter gefördert werden. Omega-3-Fettsäuren und Gamma-Linolensäure anstatt gesättigte Fette. Omega-3-Fettsäuren unterstützen den Aufbau der Myelinschichten an den Nervenzellen. Rapsöl, Soja- und Walnussöl sind besonders wertvoll, da sie im Körper zu Omega-3-Fettsäuren umgewandelt werden können.

Alle Lebensmittel müssen frisch zubereitet werden, keine vorfabrizierten Nahrungsmittel verwenden, damit die Antioxidantien ihre Wirkung voll entfalten können. Nahrungsmittel, die allergische Reaktionen hervorrufen, sind ebenfalls zu meiden.

Im Weiteren ist Folgendes abzuklären:
- Störherde im Mundbereich: wurzelbehandelte Zähne, Stiftzähne, störende Weisheitszähne
- galvanische Ströme im Mund
- Darmmilieu-Störungen
- Virenbelastungen
- Störherde durch Narben oder Nasenneben- und Stirnhöhlen
- Stress (sozial, beruflich oder familiär)
- Blutmilieu (Dunkelfeld-Mikroskop)
- Vitamin-D-Mangel (Mangel an Sonnenlicht)
- Bewegungsmangel
- Haarmineralanalyse

Die orale Therapie bei meinen MS-Patienten sieht folgendermassen aus:
- Mucokehl-Tabletten: täglich 2 Tabletten vor dem Schlafen
- Vitamin-B-Komplex-Tabletten Burgerstein: 2 Tabletten zum Frühstück
- Vitamin-E-Kapseln: 2 Kapseln zum Frühstück
- Vitamin C 1000 mg: 2 Tabletten zum Frühstück
- Selen-Tabletten: 2 Tabletten vormittags
- Zink-Tabletten: 2 Tabletten nachmittags
- EPA Kapseln (Omega-3-Fettsäuren): je 2 Kapseln zum Essen
- Q-10-Tabletten
- evtl. Kupfer

Je nach Befund im Dunkelfeld-Mikroskop kommen noch weitere biologische Medikamente hinzu. Die Therapie erstreckt sich über viele Monate und sollte genau eingehalten werden, insbesondere was die Ernährung anbelangt.

Bei der MS werden die Nervenhüllen (Myelinschicht) zerstört. Die Nerven verlieren ihren Schutz und ihre normale Funktion. Der Patient «verliert» seine Nerven. Die Mutlosigkeit, im Leben weiterzugehen, und eine stete Verletzlichkeit sind oftmals psychische Grundmuster.

Eine emotionale Hilflosigkeit mit einem Hinterfragen seiner Existenz kann das Immunsystem unterdrücken. Diese Unterdrückung gibt der MS-Patient sehr oft an sein persönliches Umfeld weiter.

MUSKELKRÄMPFE Bei den Muskelkrämpfen sind die Ursachen vielfältiger, als die meisten annehmen. Denn in der Regel wird von Magnesiummangel gesprochen. Viel häufiger ist es ein Mangel an Sauerstoff aufgrund von Durchblutungsstörungen in den Beinarterien oder Stauungen in den Beinvenen.

Ursache kann auch eine Zerrung oder, was eher selten der Fall ist, Dehydration infolge Überbeanspruchung durch sportliche Betätigung sein. Weiter möglich ist ein Kaliummangel durch wasserabführende Medikamente sowie Enzymmängel oder Unterzuckerung.

THERAPIE Die Therapie erstreckt sich auf das Finden der Ursache und deren Beseitigung.

NAGELERKRANKUNGEN Die Nägel und Haare bestehen vorwiegend aus Keratin. Dies ist ein Hornstoff aus einem schwefelreichen Skleroprotein. Schöne glänzende Haare und gesunde Nägel bringt das Volk immer mit guter Gesundheit in Verbindung, was sicher auch seine

Richtigkeit hat. Denn Leber-, Nieren-, Lungen- oder Schilddrüsenerkrankungen können Nagelveränderungen herbeiführen.

Stoffwechselstörungen können zu Haarausfall und Nagelkrankheiten führen. Schwermetallbelastung, insbesondere Cadmium mit gleichzeitigem Zinkmangel, kann eine Ursache für Haarausfall sein. Der Zinkmangel ist eine Ursache der weissen Flecken auf den Nägeln. Brüchige Nägel oder Haarausfall sind oftmals eine Folge von Chemikalien aus Nagellack oder Haarfärbemittel.

THERAPIE Die Therapie besteht im Beseitigen der Belastungen und gleichzeitiger Nährstoffsupplementierung. Mit einer Haarmineralanalyse können Belastungen durch Schwermetalle und Verschiebungen im Mineralstoffbereich festgestellt werden.

Meine Empfehlung (ohne Analyse):
- Anti-Ox/De-Tox-Kapseln von Burgerstein: 1 Kapsel zum Frühstück
- Zinkvital-Tabletten: 2 Tabletten nachmittags
- Vitamin-B-Komplex-Tabletten: 2 Tabletten zum Frühstück

NEBENHÖHLEN-ENTZÜNDUNGEN (SINUSITIS) Nebenhöhlen-Entzündung ist eine sehr häufige Erkrankung, die oftmals chronische Formen annimmt. Durch einen Schnupfen oder eine Grippe können sich durch die Schleimhautschwellung der Nase die Öffnungen zu den Nebenhöhlen verschliessen, so dass der Schleim aus den Höhlen nicht mehr abfliessen kann und sich eine weitere Infektion entwickelt.

Die Symptome bei Stirnhöhlenentzündungen zeigen sich in einem Druck und Klopfen über den Augenbrauen. Bei den Kieferhöhlenentzündungen sind die Schmerzen seitlich der Nase. Beim Bücken und Husten verstärken sich die Symptome. Oft schon nach wenigen Stunden kann es zu Absonderungen von gelb-grünlichem Eiter und blutigem Schleim kommen.

Gegen eine Sinusitis gibt es einige sehr gute biologische Medikamente, die schnell Linderung und Heilung bringen. Neben der medikamentösen Therapie gehört in meiner Praxis in diesen Fällen bei den Erwachsenen immer die Neuraltherapie dazu. Es ist sehr verblüffend mitanzusehen, wie nach der Neuraltherapie der Druck im Kopf schnell verschwindet.

Wird eine Sinusitis chronisch, sind die Störherde zu suchen. Wenn bei Kindern diese Probleme auftreten, ist es aus biologischer Sicht falsch, die Gaumenmandeln zu entfernen. Dasselbe gilt für alle anderen Operationen, sei es, dass eine verkrümmte Nasenscheidewand operiert wird oder Polypen herausgeschnitten werden. Die eigentliche Ursache wird damit nicht beseitigt und der Patient kommt immer wieder mit dem gleichen Problem.

THERAPIE

Leidet Ihr Kind immer wieder unter Verschleimung der oberen Luftwege, so setzen Sie zuerst alle Milchprodukte vom Speiseplan ab. Milch verschleimt und kältet die oberen Luftwege. Ein Störfeld für die Nasennebenhöhlen ist der Dickdarm. Hat der Dickdarm irgendwelche Störungen, so wirken diese Störungen reflektorisch auf die Schleimhäute der Nasennebenhöhlen und unterhalten dadurch die Nasennebenhöhlen-Entzündungen. Sehr wichtig ist zu wissen, dass bei chronischen HNO-Erkrankungen, dazu gehören auch die Nasennebenhöhlen-Infekte, es sich überwiegend um allergische Reaktionen handelt. Es sind meist Nahrungsmittelallergien auf Kuhmilch und Eier (auch Schweinefleisch), aber auch Schimmelpilze können mitbeteiligt sein.

Die Allergie unterhält die Schleimhautreaktion durch dauerndes Nasenlaufen, schwächt aber auch das Immunsystem so, dass immer wieder Infektionen auftreten. Je jünger der Patient ist, umso eher handelt es sich um eine Allergie. In seltenen Fällen kann eine chronische Cadmiumbelastung die Schleimhäute der Nasennebenhöhlen reizen.

Werden nun bei jedem Infekt im HNO-Bereich einfach Antibiotika abgegeben, die einerseits vorübergehend die Infektion beseitigen, aber andererseits die Darmflora schädigen und so das Immunsystem am richtigen Funktionieren hindern, wird die Krankheit nie richtig ausheilen können.

Die richtige Therapie ist folgende:
- Ernährungsumstellung wie bei einer Allergie
- Darmsanierung und mögliche Störfelder erkennen
- Entzündungstherapie mit biologischen Medikamenten
- Stärkung des Immunsystems
- Solider Lebenswandel

NERVOSITÄT Nervosität und Neurosen sind Krankheiten, die in zunehmenden Masse auftreten. Ist die Störung nicht so gravierend, kann der Patient sich selber Gedanken machen, was an seiner Lebenssituation oder an seinem Lebensstil ihn beziehungsweise sein Nervensystem belastet. Voraussetzung für das Gelingen der Selbsttherapie ist die Ehrlichkeit sich selber gegenüber.

Je bewusster sich der Mensch selber wahrnimmt, umso mehr lernt er die Dinge einzuordnen, ihre Information zu hinterfragen. So bleibt die wichtigste Forderung: mit allem in Harmonie zu gehen. Wenn gewisse Lebenssituationen nicht veränderbar sind, müssen sie, um keinen gesundheitlichen Schaden anzurichten, akzeptiert werden.

Wenn die meisten therapeutischen Massnahmen, inklusive Psychotherapie, ausgeschöpft sind, der Patient aber immer noch nicht von sei-

ner Krankheit befreit wurde, müssen folgende mögliche Belastungen abgeklärt werden:
- Elektrosmog
- Quecksilber-Vergiftungen durch Amalgamfüllungen
- Störfeld Darm
- Erkrankungen anderer Organe
- Blutmilieu (Dunkelfeld-Bluntuntersuch)

So meinte kürzlich ein Psychiater: «Wenn Sie meine Patienten ganzheitlich biologisch therapiert haben, kann ich sehr viel schneller die psychische Störung beseitigen.»

NEURALTHERAPIE Unter den Therapien gegen verschiedene Krankheiten kommt sehr oft die Neuraltherapie vor. Da diese den meisten Menschen unbekannt ist, möchte ich diese Injektionstherapie kurz vorstellen.

Es gibt keine Therapie, die für sich den Anspruch einer Allheilmethode erheben kann. So auch die Neuraltherapie nicht. Es gibt mehrere Wege, der Mutter Natur bei ihren Selbsthilfebestrebungen zu helfen. Jeder Arzt sollte mit Verantwortung, Vernunft und Menschenliebe neue Wege suchen und neue Erfahrungen sammeln, wenn die viel begangenen und ausgetretenen Pfade nicht zum Ziel führen. Doch allzu oft wird aus fehlendem Mut an alten Dogmen festgehalten, dadurch werden den Patienten wertvolle Therapiemöglichkeiten vorenthalten.

Die Neuraltherapie ist eine sinnvolle und oft auch notwendige Ergänzung zur heutigen schematisierten und automatisierten Medizin. Die Neuraltherapie hat grundsätzlich nicht nur einfach mit dem Nervensystem zu tun, sondern ist eine biokybernetisch ganzheitliche Regulationstherapie. Als die Neuraltherapie in den 20er-Jahren durch die Gebrüder Huneke entdeckt wurde, hatte man dem Nervensystem noch die führende Rolle im Regulationsgeschehen des Organismus zugeschrieben. Heute würde für diese Therapieform nicht mehr die gleiche Bezeichnung gewählt.

Wer die Wirkungsweise der Neuraltherapie zu erklären versucht, kommt um den Begriff Kybernetik nicht herum. Kybernetik ist die Wissenschaft von Kontrolle und Information, gleichgültig ob es sich um lebende Wesen oder Maschinen handelt. Im menschlichen Organismus ist ein anpassungsfähiges Informationssystem am Werk, das die Informationen austauscht und nach dem Rückkoppelungssystem Daten erstellt, ordnet, speichert, vergleicht und darauf reagiert. Durch die Steuerung und selbsttätige Regelung ineinander greifender, vernetzter Abläufe mit minimalem Energieaufwand ist erst Leben möglich.

Statt sich mehr mit dem kybernetisch funktionierenden System Mensch zu befassen, beschäftigt sich die Medizin in der Diagnostik mit dem Symptom und dem äusseren Erscheinungsbild einer Krankheit. Dass sich aber lange vor dem Erscheinen der ersten Symptome im Informationssystem Mensch Fehler eingeschlichen haben, kümmert die Medizin nicht, beziehungsweise diese Betrachtungsweise gehört nicht zu den naturwissenschaftlichen Grundlagen ihrer Diagnostik.

Leben bedeutet, dass die organischen Strukturen in bewährten und in Jahrmillionen entwickelten Regelkreisen funktionieren. Erst wenn beim Behandeln kranker Menschen das isolierte Fachdenken der Medizin abgelegt wird und an deren Stelle eine Synthese im Sinne der kybernetischen Denkweise tritt, werden therapeutische Fortschritte möglich sein. Der lebende Organismus hat immer das Bestreben, Körperfunktionen wie Stoffwechsel, Temperatur, Blutdruck, pH-Werte usw., also das innere Milieu, konstant zu halten. Gibt es Abweichungen vom Sollwert, wird das dem Regulationssystem gemeldet und normalerweise wird der Normalzustand wieder hergestellt. Wenn aber durch Reizüberflutung das Regulationssystem überlastet ist, entstehen Krankheitssymptome.

Viele Patienten haben oft unklare Beschwerden, die in keine exakte Diagnose passen. Aus Erfahrung weiss ich, dass viele dieser Beschwerden durch Störfelder und -herde ausgelöst werden. Ein Störfeld ist eine chronische Entzündung, bei einem Herd kommen noch zusätzlich Bakterien und deren Stoffwechselprodukte hinzu, die am Krankheitsgeschehen beteiligt sind. Diese Störfelder und Herde überfordern das körpereigene Regulationssystem, der Organismus arbeitet unökonomisch und ist weniger leistungs- und abwehrfähig.

Die Aufgabe der Neuraltherapie besteht darin, diese Störfelder mit ihren Dauerreizen, die zur Reizüberflutung des Körpers führen, auszuschalten.

Als sehr gutes Beispiel eines derartigen Störfeldes gilt Folgendes: Die Schwester der Brüder Huneke litt seit Jahren unter starker Migräne. Zum wiederholten Male ging sie in die Arztpraxis zu einem ihrer Brüder und klagte über ihre Beschwerden. Der Bruder entdeckte eine kleine alte Hautnarbe an einem Bein. Er unterspritzte diese Narbe mit einem Lokalanästhetikum, die Migräne verschwand und kam nie wieder. So wurde durch einen Zufall die Neuraltherapie entdeckt.

Eine kleine unbedeutende Narbe kann als Störfeld wirken und verändert das Milieu so, dass übergeordnete neurale, hormonale, humorale, psychische und zelluläre Regelsysteme gestört werden. Organe, Organsysteme und grosse Körperoberflächen können so in ihrer Regulationsfähigkeit gestört werden und dabei Schmerzsignale aussenden.

Mit der Neuraltherapie wird durch die Injektion eines Lokalanästhetikums am Ort die Zellinformation und die Zellspannung (Repolarisation) verändert. Es wird eine neue Ausgangsposition geschaffen und die Reaktionsposition verbessert. Die gestörten Regelkreise können wieder harmonisch zusammenarbeiten und stören sich nicht mehr gegenseitig.

NEURODERMITIS Die Haut ist ein Spiegel des ganzen Menschen, seines Inneren, seines Seelenwesens. Die Haut ist das abgrenzende Organ gegen aussen. Treten Probleme auf bezüglich Abgrenzung, reagiert die Haut als Spiegelbild dieser Probleme. Ebenfalls ist die Haut ein Spiegelbild für den Funktionszustand des Darms sowie des Immunsystems.

Das Immunsystem spielt bei den meisten Hauterkrankungen eine sehr grosse Rolle.

Einen Hautausschlag oder eben die Neurodermitis als Hauterkrankung zu behandeln, bedeutet, am Problem vorbei zu therapieren und erfolglos zu bleiben. An den Hauterscheinungen zeigen sich organische oder psychische Störungen. Wird nun die Haut mit Cortison therapiert, wird die Haut reaktionsunfähig gemacht. Sie hat nicht mehr die Fähigkeit, Störungen aus dem Innern aufzuzeigen. Die ekzematöse Haut wird symptomlos und der behandelte hoch erfreute Patient lobt den guten Dermatologen, der ihn von seiner Krankheit befreite. Mit Sicherheit darf davon ausgegangen werden, dass der Körper ein anderes Ventil findet, um seiner Störung Ausdruck zu verleihen.

Die Neurodermitis ist nichts anderes als eine Entgiftungskrankheit. Wenn Mütter mit ihren neurodermitisgeplagten Kleinkindern in meine Praxis kommen und ich ihnen die Entgiftungstheorie erkläre, meinen sie: «Mein Kind kann sich in diesen wenigen Lebensmonaten doch nicht schon so vergiftet haben.»

Nicht nur die betroffenen Kinder stehen unter einem starken Leidensdruck, auch deren Eltern. Tatsächlich ist es so, dass schon während der Schwangerschaft über die Plazenta und später über die Muttermilch toxische Stoffe in den Organismus des ungeborenen Kindes beziehungsweise des Säuglings gelangen.

Hauptverursacher dieses Problems stellt das Quecksilber aus den Amalgamfüllungen dar. Methylquecksilber aus dem Amalgam der Mutter gelangt über die Plazenta in den Organismus des Ungeborenen. Weichmacher, chlorierte Kohlenwasserstoffe und weitere Umweltgifte sind mitbeteiligt. Diese Belastungen versuche ich mittels orthomolekularer Therapien und der Ausleitung mittels Spurenelementen zu lösen. Neurodermitis ist aber immer auch eine Krankheit des Immunsystems aufgrund einer Störung des Darmmilieus. Dieses äussert sich in einer Nahrungsmittelallergie. Am meisten sind allergische Reaktionen möglich auf Kuhmilch, Weizen, Hühnerei, Zitrusfrüchte usw.

Bei erblichen Belastungen sind in der Regel Syphilis oder Tuberkulose zu finden, die bei den Neurodermitis-Patienten eine energetische Grundbelastung darstellen. Sie sind mit der Homotoxikologie zu therapieren.

Wichtig ist die Suche nach dem Sinn der Krankheit. Wenn der Sinn gefunden wurde, kann die Krankheit beseitigt werden. Der Körper kann nun selber Heilreaktionen einleiten, bei denen möglicherweise auch Symptome früher durchgemachter Krankheiten aufflackern können.

THERAPIE Die Therapie eines Neurodermitis-Patienten ist individuell und kann nicht in ein allgemein gültiges Schema gepresst werden. Wichtig ist, den Patienten aufzuklären, damit er den Sinn der Therapie verstehen kann.

NIERENERKRANKUNGEN Die Nieren dienen der Reinigung des Blutes. Mit dem überschüssigen Wasser scheiden sie Stoffwechselschlacken aus, so den Harnstoff und die Harnsäure als Endprodukt des Eiweissstoffwechsels. In den Nieren werden täglich mehrere hundert Liter Blut gefiltert. Der Harn, täglich etwa ein bis zwei Liter, wird über die beiden Harnleiter der Harnblase zugeführt.

NIERENENTZÜNDUNG (NEPHRITIS) Bei einer Entzündung ist die ganze Niere betroffen, aber besonders in Mitleidenschaft gezogen sind die winzigen Filtergebilde in der Nierenrinde. Infolge der Entzündung ist die Aufbereitung des Harns gestört.

Die Ursache einer Nierenentzündung liegt meist nicht in den Nieren, sondern bei Gaumenmandeln-Entzündungen, Nasennebenhöhlen-Entzündungen oder eitrigen Zahnherden, aber auch Erkältungen oder Vergiftungen können eine Ursache darstellen.

Die typischen Symptome von Nierenkrankheiten sind: Schwellungen um die Augen, auffällige Blässe, Bluthochdruck, Ödeme an den Fussknöcheln. In den akuten Situationen kann es zu starken Schmerzen in der Nierengegend (Kolik) kommen, verbunden mit verringerter Harnmenge mit rötlich-schmutziger Trübung. Wird die akute Nierenentzündung nicht richtig austherapiert, kann sich eine chronische Entzündung entwickeln.

Um das Blut durch die krankhaft veränderten Gefässchen zu pressen, bildet sich ein dauernder Bluthochdruck aus, der seinerseits zu den bekannten Krankheiten führen wird. Wenn sich die Krankheit weiterentwickelt, kann sich ein Nierenversagen mit Harnvergiftung des Organismus einstellen. Heute können diese Nierenpatienten die Vergiftung mittels der Dialyse (Blutreinigung) verhindern. Bei langzeitlicher Anwendung der Dialysebehandlung kommt es aber leider zu den typischen Stoffwechselstörungen: Knochen-, Eisen-, Kohlenhydrat- und Fettstoffwechselstörung und es entstehen Probleme im Bereich des Elektrolyt-, Wasser- und Säure-Basen-Haushalts.

THERAPIE Es ist wichtig, bei wiederkehrenden Nierenentzündungen der Ursache auf den Grund zu gehen. Die Sanierung oben erwähnter Störherde im Kopfbereich erfolgt mit Neuraltherapie. Ausleitung allfälliger Vergiftungen. Für die Therapie der Entzündung, je nach Ursache, steht eine grosse Anzahl von biologischen Medikamenten zur Verfügung. Bei lange bestehenden chronischen Entzündungen setze ich zusätzlich die Enzymtherapie mit ein.

Über die Hautzonen (Headsche Zonen) am Rücken lassen sich die Nieren gut therapeutisch beeinflussen. Geeignet sind neuraltherapeutische Quaddelungen, aber auch die Schröpfmassage. Auch die Fussreflex-Zonen-Massage ist eine unterstützende Massnahme.

NIERENSTEINE Im Harn gelöste Stoffe kristallisieren sich aus und bilden im Nierenbecken je nach Grösse Nierensand, Nierengriess oder Nierensteine. Von dort fliessen sie durch die Harnleiter in die Blase ab. Wenn gewisse Stoffwechselprodukte vermehrt ausgeschieden werden, der Harn dazu noch sehr konzentriert ist, kann es zu dieser Auskristallisation kommen. Chronische Infekte im Nierenbecken oder ein chronischer Schmerzmittelkonsum fördern ebenfalls die Steinbildung.

Nierensteine können plötzliche heftige Koliken verursachen. Die Schmerzen nehmen rasch zu, klingen aber meist nach einigen Minuten wieder ab. Solche Koliken können sich stunden- oder tagelang wiederholen. Bei einer starken Kolik, wenn ein Stein in einen Harnleiter eintritt, kann es durch den heftigen Schmerz zu Übelkeit mit Erbrechen kommen.

In der akuten Situation steht die Schmerzbekämpfung sicher an erster Stelle. Krampflösende Massnahmen mit Wärmezuführung am Rücken im Nierenbereich und durch Medikamente gehören dazu.

Die Harnsteine können, wenn sie in einem Harnleiter stecken, zu Harnstauungen führen. Wenn nun, was die Regel ist, dem Patienten geraten wird viel zu trinken, verstärkt sich die Stauung und die Schmerzen nehmen zu. Um die Fortbewegung des Steins im Harnleiter zu fördern, rate ich den Patienten, sich hüpfend fortzubewegen, sofern es die Schmerzsituation erlaubt.

Nierensteine, die aus Harnsäure bestehen, könnten medikamentös aufgelöst werden. Ich rate aber davon ab, weil es zu lange dauert. Zusätzlich besteht in dieser Zeit die Gefahr der Koliken weiter. Steine mit anderer Zusammensetzung lassen sich nicht auflösen und sollten mit Ultraschallwellen in kleine Stücke zerlegt werden, so dass sie problemlos ausgeschieden werden können. Operative Eingriffe sind weitere Möglichkeiten der Steinentfernung.

THERAPIE Für mich stellt sich die Frage: Wie verhindere ich weitere Steinbildungen? Meist entstehen Steine durch einen vermehrten Gehalt an Oxalatsäure im Urin. Als Erstes sollte entsprechend oxalatsäurelastige Nahrung gemindert oder vermieden werden. Oxalat enthalten Bohnen, Erdnüsse, Instant-Kaffee, Rhabarber, Schokolade, Schwarztee, Spinat und Sellerie. Zur Unterstützung der Oxalatsäurebindung kann Vitamin B6 eingesetzt werden. Ein Mangel an Vitamin A erhöht das Risiko für eine Steinbildung, weil damit eine erhöhte Kalziumausscheidung verbunden ist (Kalzium-Oxalat-Steine).

Auf eine hohe Dosierung von Vitamin-C-Präparaten über 3 g/Tag sollte bei einem Risiko an Nierensteinen zu erkranken, verzichtet werden. (Oxalat ist ein Metabolit, ein Stoffwechselzwischenprodukt der Ascorbinsäure).

Im Weiteren empfehle ich meinen Patienten weniger tierische Eiweisse (Harnsäure) zu konsumieren und ballaststoffreiche Lebensmittel zu bevorzugen. Eine genügend grosse Trinkmenge ist wichtig: täglich mindestens zwei Liter Wasser, dafür aber wenig Alkohol.

- Vitamin B6: täglich 50 mg
- Magnesium: täglich 400 mg

OHRENSAUSEN (TINNITUS) Läuten, Klopfen, Hämmern, Pfeifen, Sausen, Rauschen und Knacken sind mögliche Geräusche beim Ohrensausen. Diese Geräusche sind von andern nicht wahrnehmbar, sondern werden durch Störungen im Ohr verursacht.

Früher hatten vorwiegend ältere Menschen, durch altersbedingte Schäden im Innenohr, Ohrgeräusche. Heute kommen bereits junge Leute mit Tinnitus in meine Praxis. Das Problem der Ohrgeräusche ist in der Bevölkerung stark verbreitet. Ich schätze, dass zehn Prozent der Erwachsenen darunter leiden. Vielmals kommen die Menschen mit einem anderen Problem zur Behandlung und während der Anamnese (Befragung zur Krankheitsgeschichte) kommt dann das Ohrgeräusch als weitere Krankheit zum Vorschein. Die Patienten sagen meist: «Ach wissen Sie, das habe ich schon lange. Dagegen kann man nichts unternehmen, ich habe mich damit abgefunden.»

Zuerst sollte versucht werden, die Ursachen zu finden. Diese sind vielfältig. Übermässige Lärmbelastung, starker Alkoholkonsum, Schädigung der Blutgefässe aufgrund von Fehlernährung, Nikotin- und Kaffeemissbrauch, Allergien, Veränderungen der Halswirbelsäule, Tumor auf dem Hörnerv, Infekte im Innenohr, Medikamente, psychische Störungen, Hörsturz mit Schwindel bei der Menière-Krankheit, Schwermetallbelastung etc.

In der Regel wurden alle diese Ursachen und noch weitere vom Hausarzt oder Facharzt abgeklärt und dabei wurde nichts gefunden. Es kommt dann oft so weit, dass der Patient nicht ernst genommen wird und es dann heisst: Das ist unheilbar, damit müssen Sie leben.

Ein etwa 40-jähriger Mann, absolut beschwerdefrei, machte in der Sahara Ferien. Er hatte weder Stress noch einen Unfall, noch war er Lärm ausgesetzt und er lebte solide. Plötzlich stellte sich bei ihm ein Tinnitus ein, der sich hartnäckig hielt.

Zuerst vermutete ich Parasiten, konnte die Vermutung aber nicht bestätigen und keine weiteren Ursachen finden. Nach zweimaliger Neuraltherapie waren die Beschwerden beseitigt. Tinnitus, das grosse Rätsel!

THERAPIE Wenn keine offensichtlichen Ursachen zu finden sind, die beseitigt werden müssen, rate ich dem Patienten immer zur Neuraltherapie.

Das Vorgehen der Neuraltherapie bei Tinnitus ist einfach. Mit einer kleinen Menge, zirka 1–2 ml Lidocain 1-prozentig (Lokalanästhetika) werden hinter dem Ohr am Mastoideum an drei Stellen Quaddeln (Injektion in die Haut) gesetzt und eine Injektion zusätzlich vor dem

Ohr. Die Injektionen werden mit einer sehr feinen Kanüle gemacht, so dass es für den Patienten kaum spürbar ist.

Mit dieser Methode konnte ich schon sehr vielen geplagten Tinnituspatienten helfen. Ich kann allerdings keine Heilversprechen abgeben, da es immer wieder Fälle gibt, bei denen die Neuraltherapie versagt. Wenn nach drei bis vier Behandlungen kein Erfolg spürbar ist, breche ich die Behandlung ab.

OHRENSCHMERZEN (MITTELOHRENTZÜNDUNG) Von der Mittelohrentzündung sind vorwiegend Kinder betroffen. Die Kinder klagen über sehr starke Schmerzen im Ohr. Bei Kleinkindern stellt man fest, dass sie sehr unruhig werden, weinen und dass sie immer wieder an das betroffene Ohr greifen.

Die Schulmedizin setzt meist Antibiotika ein. Es ist leider viel zu wenig bekannt, dass es in der Ganzheitlichen biologischen Medizin Medikamente gibt, die ebenso schnell wirken wie Antibiotika, aber keine Nebenwirkungen wie Allergien oder Störungen des Immunsystems (Darmflora) verursachen. Wird einmal eine Mittelohrentzündung biologisch ursächlich therapiert, stelle ich fest, dass sich die Kinder sehr gut entwickeln und nicht immer wieder Infekte der oberen Luftwege machen.

Wie bei den Nasennebenhöhlen bereits beschrieben, sollten bei wiederkehrenden Infektionen nicht einfach die Gaumenmandeln (Tonsillen) entfernt werden, sondern das Kind sollte an eine milchfreie Ernährung gewöhnt werden und sein Immunsystem sollte mit natürlichen Massnahmen unterstützt werden. Die Einnahme von Zinktabletten, 30 mg täglich, bewirkt ein Abschwellen der Gehörgänge.

Ich stelle täglich bei meiner Arbeit fest, dass sich die Lebensqualität der Menschen massiv steigern würde, wenn sie sich natürlicher ernähren würden. Die Fehlernährung des Menschen ist sein grösster Feind.

ÖLZIEHKUR Die Ölziehkur ist sehr einfach in der Durchführung und besitzt eine grosse Wirkung. Jeden Morgen nach dem Aufstehen nehmen Sie einen Esslöffel voll Olivenöl oder Sonnenblumenöl (nur kaltgepresstes Öl) in den Mund. Danach bewegt man das Öl bei geschlossenem Mund hin und her, zieht es durch die Zähne und bewegt es wie beim Kauen im ganzen Mundraum. Es darf auf keinen Fall geschluckt werden. Dieses Ölziehen wird während 10 bis 15 Minuten durchgeführt. Nach einer gewissen Zeit wird das Öl immer dünner und verfärbt sich milchig trüb, dann wird das Öl ausgespuckt und der Mund gründlich mit Wasser gespült.

Das Ölspülen stammt aus der russischen Volksheilkunde und ist eine wirksame Methode, um den Körper von seinen Giften zu befreien. Durch die Anwendung über 1 bis 2 Monate bessern sich die Beschwerden bei Infektanfälligkeit, Bronchitis, Herzbeschwerden, Hautproblemen, Kopfschmerzen, Leber-Gallen-Störungen, Magen-Darm-Beschwerden, Rheuma, Schlaflosigkeit und Zahnfleischentzündungen.

OSTEOPOROSE Osteo (griech.) bedeutet Knochen. Poros (griech.) bedeutet Loch, Öffnung. Osteoporose heisst also löcheriger poröser Knochen. Mit zunehmendem Alter können die Knochen dünner und zerbrechlicher werden, weil sich die Knochenstruktur verändert. Diese Veränderung ist ein normaler Prozess, der bei den Frauen etwas verstärkter in Erscheinung tritt als bei den Männern. Wenn nun bei einer 60-jährigen Frau eine Knochendichtemessung (eine Röntgenaufnahme) durchgeführt wird, hat sie gemäss ihrer Physiologie eine andere Knochenstruktur als eine 30-jährige Frau. Nun wird dieser Frau gesagt, sie habe Osteoporose und müsse unbedingt Östrogene einnehmen und vor allem viel Milch trinken. Dabei handelt es sich um eine Täuschung der Patientin!

Oder ist es etwa möglich, dass Hochschulprofessoren keine Ahnung haben, weshalb sich eine Osteoporose entwickelt und was mit der Kuhmilch in unserem Verdauungstrakt geschieht? Ich darf das den gelehrten Professoren nicht unterstellen. Also muss es sich um eine Täuschung handeln.

MILCH Milch hat einen sehr hohen Anteil an Calcium und doch entsteht bei Milchtrinkern ein Calciummangelzustand. Kuhmilch hat im Vergleich zur Muttermilch dreimal mehr Calcium, fünfmal mehr Phosphat und dreimal mehr Natrium. Der hohe Phosphatanteil bindet im Darm Calcium, bei haltbar gemachter Milch ist dieser Effekt noch wesentlich ausgeprägter. Durch den höheren Phosphatanteil und dem Bindungseffekt entsteht Calciumphosphat und ein Überschuss an Phosphat, der zu allergischen Reaktionen führt, aber auch an psychischen Störungen von Kindern mitbeteiligt ist. Durch die Milch entsteht ein alkalisches Dünndarmmilieu, was im Weiteren die Resorptionsfähigkeit für andere Calciumträger verringert. Trotz des hohen Calciumanteils in der Milch entsteht ein Calciummangel.

Der Natriumüberschuss aus der Milch kann zu Bluthochdruck, Ödemen, Nierenproblemen, Schweregefühl und zu Kopfschmerzen führen. Das Problem der Osteoporose ist nicht, dass der Mensch zu wenig Calcium mit der Nahrung aufnimmt, sondern dass es vom Körper ungenügend verwertet wird. Die Ursache liegt in den Veränderungen des Stoffwechsels. Besteht eine Fettstoffwechselstörung, können im Darm Mineralstoffe weniger gut aufgenommen werden, was wiederum zu Mangelzuständen führen kann. Bei der Osteoporose liegt das grösste Problem bei der jahrelangen Übersäuerung und dem zivilisationsbedingten Bewegungsmangel.

Wenn Sie täglich grosse Mengen an tierischen Eiweissen, mehr als drei Tassen Kaffee, Zucker, Alkohol und Nikotin konsumieren, übersäuern Sie Ihren Körper. Dies führt dazu, dass mittels Mineralien (auch Calcium) die Säure gebunden wird und so zur Ausscheidung gebracht werden kann. Es entsteht wiederum ein Mineralstoffmangel (auch an Calcium).

Das Erdmagnetfeld, aber auch die körperliche Bewegung aktiviert die Osteoblasten (Knochenaufbauzellen), so dass bei intaktem innerem Milieu Knochensubstanz aufgebaut wird.

THERAPIE
- wenig Milchprodukte und Fleisch
- viel frisches Gemüse, Obst und Salate
- viel Wasser ohne Kohlensäure, mit wenig Mineralien
- Basetee
- höchstens drei Tassen Kaffee täglich
- wenig Alkohol und Nikotin
- evtl. Einnahme von Vitamin D und Calcium mit Magnesium
- Basemittel einnehmen (Säurebindung)
- tägliche Bewegung im Freien: Jogging, Gehen, Tennis etc.

Beginnen Sie mit dieser Therapie, bevor Sie Probleme haben!

PHANTOMSCHMERZEN In der französischen Sprache wird das Wort fantome als Trugbild oder als Sinnestäuschung verwendet. Beim Phantomschmerz liegt keine Täuschung vor, der Schmerz wird sehr real empfunden, obwohl der Körperteil nicht mehr da ist.

THERAPIE Bei diesem Problem hat sich die Neuraltherapie in Kombination mit der Mischspritze sehr gut bewährt.

Mischspritze: Colocynthis Homaccord
Lithium compositum
Rhododendroneel

PROSTATAKRANKHEITEN Die Prostata (Vorsteherdrüse) ist eine männliche Drüse, die direkt unter der Harnblase liegt. Sie hat die Aufgabe einen Teil der Samenflüssigkeit zu produzieren und eine Ventilfunktion beim Samendurchlass.

Die häufigste Veränderung der Prostata ist ihre gutartige Vergrösserung. Drei Viertel der Männer um die 70 Jahre leiden unter einer Vergrösserung. Diese kann in gewissen Fällen lästige Beschwerden auslösen. Da die Prostata die Harnröhre umschliesst, behindert eine Vergrösserung den Harnfluss. Es kann zu Startschwierigkeiten oder zu Unterbrüchen beim Wasserlassen kommen. Im Anfangsstadium müssen die Männer häufiger Wasserlassen. Später kann es zu Blasenentzündungen und Rückstauungen des Harns bis in die Nieren kommen.

In der Regel ist es so, dass die Männer das Problem des verlangsamten Wasserlassens bemerken, aber lange Zeit nichts unternehmen. Obwohl die Prostatavergrösserung eine harmlose Erkrankung ist, muss berücksichtigt werden, dass der Prostatakrebs nach dem Lungenkrebs die zweithäufigste Krebserkrankung beim Mann ist.

Männer zwischen dem 50. und 70. Lebensjahr sollten sich regelmässig vom Arzt die Prostata abtasten lassen. Dies geschieht über den Darmausgang. Der Arzt kann beim Untersuch damit eine allfällige Vergrösserung, aber auch Verhärtungen an der Prostataoberfläche feststellen. Krebsartige Veränderungen sind an der verhärteten Oberfläche feststellbar.

Einen weiteren möglichen Hinweis auf bösartige Prostataveränderungen liefert der PSA-Wert im Blut. PSA-Wert ist die Abkürzung für prostataspezifisches Antigen; erhöhte Werte treten bei Prostatakarzinom oder Prostataadenom (Vergrösserung) auf.

THERAPIE Die Therapie besteht vor allem in der Vorsorge der Prostataprobleme:

- auf wenig Eiweiss und Fett tierischen Ursprungs bei der Ernährung achten
- kein Nikotin, weil Cadmium aus Zigarettenrauch eine

Prostatavergrösserung anregen kann
- wenig Alkohol
- eine aktive Sexualität bis ins hohe Alter pflegen
- Zink: täglich 30 mg
- Vitamin E: täglich 400–800 I.E.
- Nachtkerzenöl (EPO): täglich 3 Kapseln und – oder im Wechsel mit Fischöl (EPA) täglich 2 Kapseln
- Nigersan-Tabletten: täglich 2 Tabletten im Wechsel mit Notakehl-Suppsitorien-Zäpfchen oder Tabletten, täglich 1 Supp. oder 2 Tabletten
- evtl. Exmykehl Supp. im Wechsel mit Nigersan und oder Notakehl

Bei Prostataproblemen stelle ich oft Candidabelastung im Dickdarm fest. Die Dunkelfeld-Blutuntersuchung gibt einen Überblick über das innere Milieu, das bei der Prostataproblematik mitbeteiligt ist und sollte immer in die Diagnostik integriert werden.

Auch bei Prostatavergrösserung kann die Einnahme von Zink und Vitamin-E-Supplemente die Drüse verkleinern und die Beschwerden lindern.

Wichtig: Nicht voreilig eine Prostatavergrösserung operieren, eventuell eine Zweitmeinung eines Arztes einholen. Wenn bei einem älteren Mann ein Prostatakrebs ohne Beschwerden vorliegt, ist eine weitere Beobachtung wichtig, aber auch hier keine voreilige Operation.

PSYCHE DES MENSCHEN Wenn der Hausarzt zu Ihnen sagt: «Ihre gesundheitlichen Störungen sind psychosomatischer Natur», will er damit sagen: «Ich als Hausarzt bin zuständig für die körperlichen Belange, ist die Psyche mit von der Partie, ist der Kollege Psychiater zuständig.» Oder anders ausgedrückt: Der Hausarzt ist mit Ihrer Situation überfordert und hofft, dass Sie selber schauen, wie Sie weiterkommen.

Tausende von Menschen hören dies täglich von ihren Hausärzten und beginnen zu zweifeln, ob tatsächlich ihre Psyche nicht richtig funktioniere. Sind sie dann zuhause, wird die ärztliche Diagnose den Familienangehörigen anvertraut und die vom überforderten Hausarzt gestellte Diagnose wird von den Familienmitgliedern noch kräftig unterstützt. Diese haben doch schon längst gewusst, dass es psychisch sei. Voller Selbstzweifel kommen schliesslich viele dieser geplagten Menschen in meine Praxis. «Ich spinne doch nicht», weinen sie und hoffen auf meine Unterstützung.

Jede Schwierigkeit wird sofort überwunden,
sobald man sich erinnert, dass man kein körperliches,
sondern ein geistiges Leben führt,
das in einem etwas lebt, was stärker ist als alles in der Welt.
Leo Tolstoi

Ich kann meine Patienten beruhigen, indem ich ihnen sage, dass keine Krankheiten, keine Unfälle und keine menschlichen Probleme existieren, ohne dass die Psyche mitbeteiligt ist. Doch deswegen spinne man nicht gleich. Ich sage ihnen weiter, dass sie die Aussage ihres Hausarztes nicht zu ihrem Problem machen müssen, sondern dass es das Problem der modernen Medizin sei, in welcher man den Menschen nicht mehr in seinen seelischen und körperlichen Dimensionen erfassen kann. Der kranke Mensch wird zusehends nur noch auf der körperlichen materiellen Ebene erfasst. Das Ganzheitliche findet in der spezialisierten und hoch technisierten Medizin keinen Platz.

Der Mensch bleibt gesund, das innere Gleichgewicht wird bewahrt, solange in der subatomaren inneren Welt eine vorbestimmte Ordnung herrscht. Jeder Mensch besteht aus verschiedenen Frequenzen, die harmonisch aufeinander abgestimmt sein müssen. Diese innere Ordnung hat das Bestreben, alles in Harmonie zu lenken. Wenn der Mensch dauernd zweifelt, sich ärgert, Hass entwickelt oder sich ängstigt, behindert er unwissentlich diese innere Ordnung. Der Mensch besteht also nicht einfach aus einer körperlichen Masse, sondern eine innere starke Dynamik hilft mit, dass unsere Frequenzen im Gleichgewicht bleiben.

Alle körperlichen Probleme, alle Krankheiten nehmen ihren Anfang in der inneren Unordnung. Diese Unordnung entsteht, wenn schädliche Frequenzen das Gleichgewicht der inneren Harmonie stören.

Jede körperliche Symptomatik sollte uns einen Hinweis geben, dass die innere Ordnung gestört wurde. Der erste Schritt in Richtung einer Heilung besteht nicht im Gang zum Hausarzt, sondern beim Überlegen, durch was die innere Ordnung gestört wurde.

Das grösste Hindernis beim Gesundwerden muss genau an dieser Stelle überwunden werden. Schmerzen sind da, sie hindern am Schlafen, die Arbeit fällt schwer, der gesamte Mensch leidet und nun kommt einer und behauptet, dass man sich ruhig hinsetzen muss und sich überlegen sollte, was in seinem Inneren entgleist ist. Für die meisten Menschen ist das nicht nachvollziehbar, es braucht eine geistige Weiterentwicklung in dem Sinne, dass man zu sich selber ehrlich sein kann.

Für den schmerzgeplagten Menschen ist es einfacher ein Schmerzmittel einzunehmen, damit sich die Angelegenheit erledigt. Wenn aber immer wieder gesundheitliche Störungen auftauchen, der Leidensdruck grösser wird, muss man sich mit sich selber beschäftigen. Die meisten Menschen sind sich ihren psychischen Belastungen nicht bewusst. Es sind das Alltägliche, die Sorgen und Ängste, die sich zum Beispiel eine Mutter um ihre Kinder macht. Aber durch das positive Denken und die Vergegenwärtigung kann eine höhere Bewusstseinsebene erreicht werden, durch die die psychische Realität erkannt wird. Es ist sehr schön mitanzusehen, wenn Menschen einen Bewusstseinswandel durchmachen, wie sich auch ihre physische (körperliche) Realität verändert.

Nicht nur das eigene Schwingungsmuster beeinflusst uns, sondern jeder von uns wirkt zwangsweise auf jeden und auf alles, was uns umgibt und das meist ausserhalb des Bereichs unserer Wahrnehmung. Jede einzelne Körperzelle reagiert sofort auf Veränderungen dieser Schwingungen. Jeder Mensch und alles, was existiert, ist mit dem gesamten Universum verbunden. Diese Tatsache hat eine ungeahnte Bedeutung für jeden einzelnen Menschen. Wenn der einzelne Mensch seine innere Ordnung nicht gefunden hat beziehungsweise in ihm ein Chaos herrscht, gehen seine Frequenzen in Resonanz mit den gleichen Frequenzen im Äusseren, was zur Folge hat, dass das innere Chaos bestehen bleibt oder schwer zu korrigieren ist.

Es ist sehr wichtig, die innere Harmonie zu erhalten und sich ihrer bewusst zu bleiben und so durch die Beziehungen zu der übrigen Welt, dem harmonischen Universum, die innere Ordnung zu stärken.

Die Konsequenz aus dieser Tatsache ist, dass jeder Einzelne für das, was er denkt und tut, selber verantwortlich ist. Es sollte beachtet werden, dass sich die in der heutigen Welt wirkenden negativen Energien ständig intensivieren, somit wird es immer notwendiger, dass wir darauf achten, was wir denken. Die Folgen für das, was der Einzelne denkt, muss jeder selber tragen. Wenn sich der Einzelne negative Gedanken macht, sich ärgert und zornig ist, verstärken äussere gleichartige Energien diese Emotionen und bewirken im Inneren des Menschen ein Chaos, was zu Krankheiten führen kann.

Wenn ich mich zum Beispiel über einen anderen Menschen ärgere, kann ich wohl die feindseligen Gedanken erkennen, aber sie richten sich gegen mich selber. Wenn ich andere kritisiere, bin ich im Grunde genommen mit mir selber nicht zufrieden. Die Kritik richtet sich an mich selber, um mein inneres Chaos zu korrigieren, das mit dem kritisierten Menschen in Resonanz gegangen ist. Gelingt es dem Einzelnen, das Negative, was er in anderen sieht, ins Positive zu verwandeln, wird er mit sich selber sehr viel zufriedener sein, weil er seine innere Harmonie aufbaut.

Versuchen Sie in allem Negativen, das Ihnen begegnet, das Positive zu sehen. Es ist sehr viel einfacher, immer alle anderen zu kritisieren, anstatt zu versuchen, ihnen Verständnis entgegenzubringen und daraus etwas zu lernen. Alles, was Sie tun, wird von Ihren Gedanken bestimmt. Wenn Sie in Ihren Mitmenschen nur Lügner, Idioten, Verbrecher und andere negative Elemente sehen, so stören Sie Ihre eigene innere Harmonie und Sie verhindern Ihre geistige Weiterentwicklung und die Ihrer Mitmenschen.

Energie schafft Materie. Gedanken, Worte und Gefühle sind Energie, die sich materialisieren lassen. Wenn die Mutter, kaum sind die Kinder aus dem Hause, sich Sorgen macht, die Kinder könnten auf der Strasse von einem Auto überfahren werden, so macht sie genau das Falsche. Diese negative Energie ihrer Gedanken kann ohne Weiteres dazu führen, dass den Kindern im Verkehr etwas passiert. Verändert die Mutter ihre Gedankenmuster ins Positive, in dem sie sich sagt: Meinen Kindern wird nichts geschehen, sie bleiben gesund und kommen wohlbehalten zurück, so behält sie ihre eigene innere Harmonie und die Kinder werden durch eine gute Energie geschützt.

Dem Menschen fehlt meist das Vertrauen, das Vertrauen in seine individuellen Möglichkeiten. Ich möchte Ihnen am folgenden Beispiel zu erklären versuchen, was ich unter Vertrauen verstehe und was daraus gemacht werden kann. Obwohl jede einzelne unserer Körperzellen den gesamten Bauplan des Körpers besitzt, hat sie sich einmal entschlossen, eine Hautzelle, eine Herzzelle oder eine Leberzelle und so weiter zu werden. Damit jede Zelle das Richtige macht, damit ein gesunder Mensch entstehen kann, muss eine alles lenkende Energie dahinterstecken. Da die Wissenschaft sich diesen Vorgang nicht erklären kann, sind sofort die Religionen mit einer Antwort bereit. Für sie sind an diesem Vorgang ihre Götter beteiligt. Wenn Sie ihren Gott für diese Steuerung verantwortlich machen, ist das in Ordnung. Da ich eine neutrale Position einnehmen möchte, ist es für mich eine kosmische Energie, die alles steuert und vor allem in uns immer und zu jeder Zeit wirkt.

Der Mensch ist ein Teil dieser Energie, ein Teil des gesamten Kosmos.

Das bedeutet, dass jeder diese alles steuernde Energie für seine positiven Zwecke gebrauchen kann. Mit der Überzeugung, dass positive Gedanken, Worte und Gefühle ein Teil dieser Energie sind, können Sie unbesorgt ihre positiven Gedanken als Schutz für Ihre Kinder einsetzen.

Ordnung ist die Grundlage für die innere Harmonie. Tritt Unordnung durch falsche Gedanken auf, wird die innere Harmonie gestört, was Auswirkungen auf die einzelnen Organe, Organsysteme und den gesamten Organismus hat.

Alle negativen Emotionen wie Ängste, Sorgen und Hass, aber auch dauernde Hektik und Eile treffen das Herz, es verliert an Energie, der Herzmuskel verkrampft sich, das Herz wird eng. Man redet von Herzensangelegenheiten, man schliesst etwas in sein Herz. Redewendungen, die zutreffender nicht sein könnten. Wenn sich zwei verlieben, wird die Herzenergie gestärkt, die Herzen werden weit und gut durchblutet. Positive Emotionen, Gedanken und Handlungen stärken das Herz. Negative Emotionen, Egoismus und Materialismus schwächen das Herz und somit den gesamten Organismus. Die Durchblutung wird schlechter, die einzelnen Organe werden in ihrer Funktion behindert.

Trauer bewirkt, dass die Nieren vermehrt Energie benötigen, die dem Herzen entzogen wird (Herzschwäche), es kommt zu Nierenreizungen und mit der Zeit kann sich das Nierengewebe entzünden.

Es ist ihm eine Laus über die Leber gelaufen. Auch das eine Redewendung, die bei Zorn, aber auch bei Neid mit Recht angewendet werden kann. Zorn und Neid führen zu einer Energiefülle in der Leber, es kommt zu Blutstauungen, aber auch Leber- und Gallenentzündungen (ihm läuft die Galle über) sind die Folge davon.

Diese Aufzählung könnte noch weitergeführt werden, mir geht es aber lediglich darum aufzuzeigen, wie wichtig es für die menschliche Gesundheit ist, dass alle negativen psychischen Muster sich unwillkürlich negativ auf den Körper auswirken.

Jeder hat es, wenn er das nötige Wissen besitzt, selber in der Hand gesund zu bleiben oder gesund zu werden. Es liegt an Ihnen, fangen Sie an, nicht morgen, sondern heute.

Wenn man sich ganzheitlich mit dem Menschen beschäftigt, sich nicht von andern irritieren lässt, sich den materiellen manipulativen Reizen widersetzt, kommen alle ans selbe Ziel. Dieses Ziel benennen zum Beispiel Johann Wolfgang Goethe, Hermann Hesse, Max Planck oder Leo Tolstoi.

Es gibt Pflichten gegen den Nächsten und solche gegen sich selbst, gegen den Geist, der in uns lebt: Diese Pflicht besteht darin, den Geist nicht zu beschimpfen, noch zu ersticken, sondern ihn unaufhörlich zu entwickeln.
Leo Tolstoi

RAUCHEN (NIKOTINSUCHT) Es ist ernüchternd festzustellen, wie viele Menschen in der Schweiz rauchen. Rund ein Drittel der Erwachsenen in der Schweiz sind Raucher. Bedenklich ist, dass immer mehr Jugendliche mit dem Rauchen beginnen. Rauchen ist lebensgefährlich. Jeder sechste Todesfall in der Schweiz steht in direktem Zusammenhang mit dem Rauchen. Der Nichtraucher lebt im Durchschnitt 10 bis 15 Jahre länger als der Raucher.

Es wird immer vom vorzeitigen Sterben geredet, sterben müssen wir alle einmal. Das Sterben ist demzufolge nicht das eigentliche Problem, sondern die Lebensqualität sollte als Massstab betrachtet werden. Der Raucher beeinträchtigt seine Lebensqualität stark.

Wenn die Jungen mit dem Rauchen beginnen, fühlen sie sich erwachsen, cool, abgenabelt, frei und integriert. Es löst sich alles in Rauch auf, das Leben ist herrlich, frei und ungebunden. Doch sehr schnell verlieren sich diese Gefühle und die Sucht hat den Menschen in seiner Gewalt. Die Nikotinsucht ist eine Geissel der Menschheit.

Wenn bereits 20, 30 oder noch mehr Jahre geraucht wurden, kommen die Raucherschäden sehr eindrücklich ans Tageslicht: vorzeitige Alterung, chronische Bronchitis, Asthma, Durchblutungsstörungen an Händen und Beinen, Gedächtnisstörungen, Nervenschädigungen, Magenstörungen, Kreislaufschwäche, Abnahme der Potenz. Ein Drittel aller Krebserkrankungen ist auf das Rauchen zurückzuführen.

Viele Raucher trösten sich damit, dass sie jemanden kennen, der rauchend alt wurde. Tatsache ist, dass wir heute einem Vielfachen an gesundheitsschädigenden Belastungen ausgesetzt sind als noch vor 30 Jahren. Die Summe an gesundheitsschädigenden Einwirkungen steigt zusehends an. Es ist heute sehr wichtig, dass der Einzelne das, was er zugunsten seiner Gesundheit verändern kann, auch tatsächlich verändert.

Wenn ein Raucher sagt: «Ich rauche gern und nehme das Risiko, krank zu werden, auf mich», so müssen wir das akzeptieren. Dann sollte er aber auch die vermehrt anfallenden Krankheitskosten selber bezahlen. Es wird immer argumentiert, dass die Tabaksteuer der AHV zugute kommt. Der volkswirtschaftliche Schaden aus der Nikotinsucht ist ein Mehrfaches höher als die Steuern, mit denen der Raucher die Sozialwerke unterstützt. Das Bedenklichste am Rauchen ist, dass durch das aufgezwungene Passivrauchen Unschuldige zu Schaden kommen. Wenn ich junge Mütter sehe, die sich mit Zigarettenrauch einnebeln und gleichzeitig ein Kleinkind tragen, so muss ich von grobfahrlässiger Schädigung des Kleinkinds sprechen.

Mindestens eine halbe Million Menschen möchte in der Schweiz das Rauchen aufgeben. Sie suchen den richtigen Zeitpunkt. Wenn ihr Versuch erfolglos bleibt, war der Zeitpunkt falsch. Es geht aber nicht darum, den richtigen Zeitpunkt zu finden, sondern nur die richtige Einstellung, um Nichtraucher zu werden.

Der Raucher versucht die vermeintlich fehlende Liebe und Zuneigung mit dem Suchtverhalten zu kompensieren. Er glaubt, dass das, was ihm fehlt, sich in der Sucht finden lässt. Persönliche Weiterentwicklung, die Vervollständigung des Selbst ist mit Sucht nicht zu vereinbaren. Die Sucht wird dazu benutzt, um die Lebensaufgabe zu umgehen.

Sagen Sie sich ganz klar: Nichts im Äusseren bringt mich weiter oder verschafft mir Erleichterung, sondern führt nur grossen Enttäuschungen. Ich brauche mich nicht einzunebeln, ich möchte meine Lebensaufgabe klar sehen. Ich stehe zu dem, was ich habe und bin. Ich mache ein Ende mit der Selbstmanipulation und der dauernden unwürdigen Unterwerfung dem Nikotin gegenüber.

RHEUMATISCHE KRANKHEITEN Ich höre immer wieder, rheumatische Krankheiten seien keine ernährungsbedingten Krankheiten. Das hat aus der Sicht des Rheumatologen auch seine Richtigkeit. Leben und leben lassen, heisst dabei die Devise! Der Rheumatiker stirbt in der Regel nicht an seiner Krankheit und der Arzt lebt ganz gut damit. Demzufolge sind Patient und Arzt zufrieden, wieso sollte etwas geändert werden?

Ich weiss, dass ich das System Medizin nicht verändern kann. Aber bei mir steht der kranke Mensch und seine Gesundheit im Zentrum. Wie ich bereits unter «Rauchen» erwähnte, ist nicht das Sterben das Problem, sondern die fehlende Lebensqualität. Wenn der Rheumatiker Lebensqualität möchte, muss er etwas verändern. Es sollte nicht so sein, dass der Arzt gut lebt, weil der Patient nicht gesund wird.

Rheuma ist ein Sammelbegriff für verschiedene, zum Teil äusserst schmerzhafte Erkrankungen an Gelenken, Muskeln, Sehnen und Bindegewebe. Ich sage meinen Patienten immer: «Alle Schmerzen am Bewegungsapparat, die nicht unfallbedingt (traumatisch) sind, gehören unter den Begriff Rheuma.» Die Wissenschaft ist der Ursache der rheumatischen Krankheiten nicht auf die Spur gekommen. Es existieren beinahe so viele Klassifikationen, wie es Spezialisten gibt. Sicher ist sich die Wissenschaft darin, dass Rheuma heute wesentlich häufiger vorkommt als etwa Herzkrankheiten oder Diabetes.

Die Ratlosigkeit gegenüber der Volksseuche Rheuma führte zur Wiederentdeckung komplementärer Behandlungsarten. Die Behandlung von Rheuma ist eine Angelegenheit der Ganzheitlichen biologischen Medizin.

Aus der Sicht der biologischen Medizin sind rheumatische Erkrankungen Entgiftungsvorgänge. Es ist eigentlich unbedeutend, ob sich beim Rheuma labor-chemische Veränderungen finden und sich medizinisch der passenden Rubrik zuordnen lassen, oder eine seronegative Krankheit vorliegt (Fibromyalgie). In den meisten Fällen handelt es sich um Schädigungen durch Fehlernährung, Störfelder oder Substanzen, die lange Zeit auf den Körper einwirken konnten und so das Immunsystem überforderten.

Gegen die immunologischen Reaktionen bildet der Körper nun seinerseits Antikörper. Die entzündlichen Reaktionen des Körpers medikamentös zu unterdrücken, entspricht nicht einer ursächlichen Therapie.

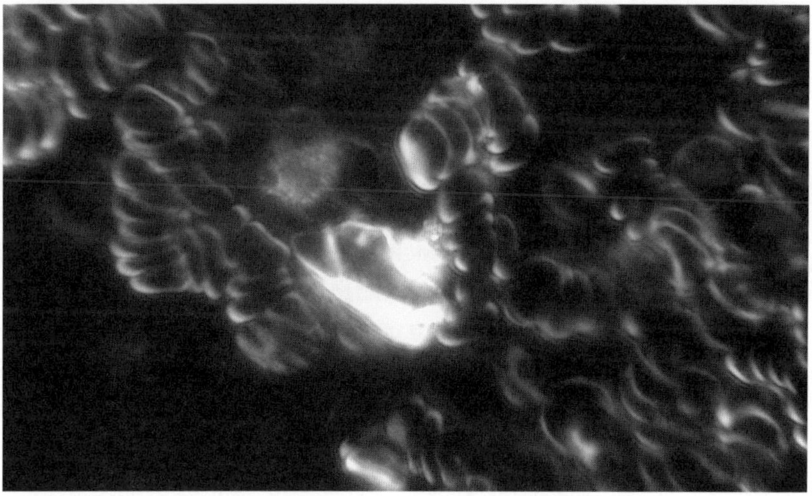

Blutbild eines rheumakranken Menschen. Gutes Blutbild siehe Seite 75.

Die Schleimhäute können vom Körper dazu verwendet werden, über entzündliche Reaktionen den Organismus zu entgiften. Wird nun nicht ursächlich therapiert, sondern zum Beispiel eine Dickdarm-Schleimhaut-Entzündung mittels Cortison unterdrückt, wird das immer noch bestehende Ausleitungsproblem sich über andere Schleimhäute zum Beispiel in Form von Gelenkentzündungen zeigen.

Wenn sich also irgendeine Schleimhaut im Körper chronisch entzündet, besteht die Möglichkeit, dass im Körper die Krankheit sich wandeln kann und die Schleimhaut eines anderen Organs oder Organsystems erkrankt. Der Mensch bleibt chronisch krank.

Das typische Blutbild eines rheumakranken Menschen hat in der Mitte ein weisslich leuchtendes Gebilde. Dieses zeigt einen Harnsäurekristall, der eine gewisse Affinität zu den Gelenken besitzt. Die Harnsäurekristalle können Gichtanfälle verursachen, sind aber immer ein Hinweis auf chronische Übersäuerung des Körpers. Die chronische Übersäuerung ist eine der Ursachen bei den rheumatischen Krankheiten.

ARTHROSE / ARTHRITIS Arthrose ist die chronische Form (...ose: chronisch) einer Gelenkentzündung, Arthritis die akute Situation einer Entzündung.

Treten Gelenkschmerzen auf, ist es absolut falsch, die Schmerzen mit einem Schmerz- oder Rheumamittel zu unterdrücken. Mit dem Schmerzmittel beseitigen Sie wohl den Schmerz, aber nicht die Ursache. Die akute Entzündung wandelt sich dann nämlich in eine chronische Gelenkentzündung. Bekommen Sie Gelenkschmerzen ohne offensichtliche Ursache wie ungewohnte starke körperliche Arbeit, sportliche Betätigungen, Verletzungen oder vorhergehende Erkrankungen, überdenken Sie Ihre Ernährung und Ihre Lebenssituation. Wenn Sie die Schmerzen nach ungefähr einem Monat nicht in den Griff bekommen, begeben Sie sich in eine naturärztliche Behandlung.

JUVENILE ARTHRITIS Akute Gelenkentzündungen bei sehr jungen Menschen sind nicht selten. Die Kinder klagen über starke Schmerzen in den Gelenken. Die Gelenke sind entzündet, die Haut gerötet und geschwollen. Meist gehen dem Krankheitsausbruch Mandelentzündungen, Zahnwurzel- und andere Entzündungen voraus. Die Gelenkinnenhäute reagieren überempfindlich auf die Toxine der Mikroben (meist Streptokokkenart) der vorausgehenden Entzündung. Da die vorausgehende Entzündung nicht richtig therapiert wurde (Antibiotika), wird sie zu einem Störherd für die Gelenke.

Wenn nun die entzündeten Gelenke mittels Entzündungshemmer therapiert werden, kann die Arthritis nicht beseitigt werden, da es sich um eine sekundäre Erkrankung handelt. Wenn die erste Entzündung reaktiviert werden kann und biologisch therapiert wird, besteht am schnellsten Hoffnung auf Heilung.

POLYARTHRITIS Chronischer Gelenkrheumatismus kann sich aus dem nicht ausgeheilten akuten Rheumatismus entwickeln. Anfangs schmerzen die Fingergelenke, versteifen mit der Zeit, später nach Jahren werden auch grosse Gelenke von der Krankheit betroffen.

Die Ursachen einer Polyarthritis können sehr vielfältig sein. Die Gelenkinnenhaut kann sich aufgrund von Nahrungsunverträglichkeiten entzünden. Es sind immer Fehlreaktionen des Immunsystems aufgrund verschiedener Effekte, die das Immunsystem am richtigen Funktionieren hindern. Dabei spielt die Psyche immer eine auslösende Rolle. Oftmals sind Störherde von wurzelbehandelten Zähnen oder chronische Nasennebenhöhlen-Infektionen eine Belastung, die die körpereigenen Selbstheilungskräfte stark reduzieren.

Bei den meisten rheumatischen Erkrankungen ist der Säure-Base-Haushalt gestört. Die Möglichkeit der Säurepufferung ist gestört oder überfordert infolge zu starker Säurezufuhr durch Nahrung, Wasser, Psyche, aber auch durch blockierte Zellatmung (anaerobe Energiegewinnung/Laktatbildung).

Sehr wichtig ist eine anamnestische Abklärung (Patientenbefragung):
- Wie ist die Ernährung?
- Kam es im Verlauf des Lebens immer wieder zu Entzündungen im Kopfbereich (Mandeln, Stirn-Nasennebenhöhlen)?
- Gibt es tote Zähne (Stiftzähne, wurzelbehandelte Zähne)?
- Bestehen Amalgamfüllungen?
- Bestehen Hauterkrankungen?
- Wurden Operationen durchgeführt?

Danach wird immer das Blut mit dem Dunkelfeld-Mikroskop untersucht, um Folgendes festzustellen:
- Milieu
- Übereiweissung
- Aktivität des Immunsystems
- Weiterentwicklung des Symbionten
- Zellstabilität

Weitere Abklärungen mittels Elektroakupunktur (EAV) sollen aufzeigen, ob Probleme vorliegen: Störherde, Unverträglichkeiten, Elektrosmogbelastungen, geopathische Störungen, Impfschäden, Schwermetallbelastungen, organische Störungen und vieles mehr.

THERAPIE

Die Therapie richtet sich nach dem individuellen Untersuchungsbefund. Wie bei vielen anderen Krankheiten, so ist auch bei den rheumatischen Krankheiten eine Ernährungsumstellung als Grundtherapie äusserst wichtig.

Ernährungsumstellung:

Verboten:
- jegliches Fleisch: Wurstwaren, Aufschnitt sowie Fleischbrühe und Fleischextrakt
- sämtliche Milchprodukte: Quark, Käse, Rahmglace

- Margarine
- Eier, Eierteigwaren
- Fertigprodukte, Fast Food
- Weissmehl, weisser Reis, Gerste, Linsen, Haferflocken, Soja
- raffinierter Zucker, alle Süsswaren, Honig, zuckerhaltige Getränke
- Alkohol, vor allem Weisswein
- rohe Tomaten, Peperoni, Auberginen, Rosenkohl, Artischocken, Erbsen, Mais
- Spargel, Nüsslisalat (Feldsalat)
- Avocado, Erdnüsse, Paranüsse, Haselnüsse

Zu meiden sind ebenfalls Stress, Ärger, Hektik und Nikotin.

Immunstimulation: biologische Medikamente (Utilin, Recarcin, Latensin)
- Colon-Hydro-Therapie (Dickdarm-Spülung)

Milieutherapie: Im Frühjahr und Herbst Ausleitungskur mit Phönix-Tropfen. Die Kur dauert jeweils 45 Tage; biologische Medikamente (Mucokehl, Nigersan, Notakehl), Basenmittel (Säurepufferung)

Schmerztherapie: Oft verlangen die Rheumapatienten Schmerzmittel. Da jegliche Schmerzmittel Nebenwirkungen aufweisen und gleichzeitig die Selbstheilungskräfte reduzieren, können bei einer biologischen Therapie keine Schmerzmittel abgegeben werden.
Was sich gut bewährt hat: Vitamin-E-Kapseln: täglich 400–800 I.E.
Magnesiumorotat-Tabletten: täglich 1200 mg

EPA/Omega-3-Fettsäuren-Kapseln: täglich 3 x 2 Kapseln zum Essen.

Neuraltherapie: Wenn nötig wird Neuraltherapie gemacht.

Enzymtherapie: Enzyme sind Biokatalysatoren, die alle biochemischen Abläufe steuern und beschleunigen. Sie wirken entzündungs- und schmerzhemmend. Inflammatory Enzyme oder Wobenzyme.

Psyche: Die chronische Arthritis bewirkt eine Unbeweglichkeit und eine allmähliche Versteifung der Gelenke, was im psychischen Muster seine Spiegelung findet. Diese Menschen sind emotional in ihrer Lebenssituation gefangen, merken aber, dass sie sich verändern müssten. Diesen nötigen Veränderungen gegenüber jedoch entwickeln sie Ängste, die sie wiederum blockieren, steif und unbeweglich machen.

RITALIN In der Kinder- und Jugendmedizin gibt es wenige so brisante Themen wie Ritalin. Von den einen als Psychopille zum Ruhigstellen anstrengender Kinder verteufelt, gilt es bei den anderen als wirksamer Ausweg, um den ewig rastlosen Sprösslingen zumindest zeitweise zu besserer Konzentration und auch zu sozialer Verträglichkeit zu verhelfen. Einig sind sich Kinderärzte und Psychotherapeuten darin, dass das Medikament nur nach genauer Diagnose und mit begleitender Therapie verschrieben werden sollte. Doch das ist den Verschreibungszahlen nach nicht der Fall: Von 1995 bis 2000 hat sie sich auf 13,5 Millionen Tagesdosen verzehnfacht.

Vor möglicherweise noch unbekannten Folgen warnt der Neurobiologe Gerald Hüther: «Wir mussten in den letzten Jahren lernen, dass die Behandlung von Kindern mit Medikamenten, die die Arbeitsweise des Gehirns verändern, auch die Ausreifung dieses Organs und damit die Ausbildung bestimmter Hirnstrukturen verändern kann», sagte der Experte der Uniklinik Göttingen. Genau an diesem Punkt herrscht nämlich nach wie vor Konfusion. Obwohl nicht eindeutig geklärt ist, wodurch ADHS (Aufmerksamkeits-Defizit-und-Hyperaktivitäts-Syndrom) ausgelöst wird, wird mit einem chemischen Medikament therapiert, in der Annahme, dass mit der Zufuhr von Methylphenidat das Problem gelöst wird. Der Neurobiologe Gerald Hüther hat an Tierversuchen festgestellt, dass das Ritalin beim Menschen im Erwachsenenalter zu Parkinson führen kann. Seitens Medizin und Industrie wird dem Tierversuch keine wissenschaftliche Aussagekraft zugestanden.

Es wird in der Medizin immer wieder betont, dass man nach streng wissenschaftlichen Kriterien arbeitet. In der heutigen Zeit ist keine Wissenschaft so unwissenschaftlich wie die Medizin. Obwohl Ursachen unbekannt sind, wird irgendwie therapiert. Nebenwirkungen der chemischen Therapien zeigen sich meistens erst sehr viel später und werden dann von der Medizin als unvorhersehbar erklärt. Die Leidtragenden sind immer die Gutgläubigen, oder, im Fall des Ritalins, Kinder, die sich nicht zur Wehr setzen können.

Nach meiner Praxiserfahrung hat sich gezeigt, dass sich die hyperaktiven Kinder in einem Teufelskreis bewegen. Die Grosshirnbasis steuert nicht nur die Bewegung, sondern ist auch an der Konzentrationsfähigkeit beteiligt. Wann immer neue Reize die Grosshirnbasis aktivieren, wird der Teufelskreis in Gang gesetzt, der immer wieder nach Bewegung verlangt und dabei auch die Konzentration beeinflusst.

Diese Reize sind nicht nur in der Aussenwelt der Kinder zu suchen, sondern das körpereigene Immunsystem ist stark mitbeteiligt. Es ist also von grundlegender Bedeutung, wie diese Kinder ernährt werden, wie ihr soziales Umfeld aussieht und wie die Mitmenschen auf die Hyperaktivität reagieren.

Durch eine konsequente Zusammenarbeit zwischen Eltern, Lehrern, Therapeuten und Ärzten, die in ein ganzheitliches Behandlungskonzept integriert sind, ist es möglich, den betroffenen Kindern und Eltern wieder mehr Lebensqualität zu ermöglichen. Ein derartiges Behandlungskonzept heisst viel Arbeit und fordert noch mehr Geduld von allen Beteiligten. Das ist der eigentliche Hauptgrund, weshalb Ritalin angewendet wird – es fehlt in der heutigen Gesellschaft an Zeit und Geduld.

Weiteres konnte eine Studie 2005 von Antistress AG (Burgerstein-Produkte) an 1200 verhaltensauffälligen Kindern ans Tageslicht bringen. Diese Kinder hatten signifikant höhere Werte an Aluminium und Blei im Haar. Im Gegensatz dazu hatten sie signifikant tiefere Werte an Calzium, Magnesium und Zink. Ebenfalls wurde durch eine erhöhte Darmdurchlässigkeit (Darmpermeabilität) eine Störung des Prostaglandin-Stoffwechsels (hormonähnliche Substanzen) festgestellt.

RÜCKENSCHMERZEN Rückenschmerzen sind ein weit verbreitetes Problem, das Menschen in jedem Alter haben können. Würde der Mensch sich noch auf allen vieren fortbewegen, hätte er wesentlich weniger Rückenprobleme. Mit dem aufrechten Gang, dem zivilisatorischen Bewegungsmangel und dem damit verbundenen Abbau der Rückenmuskulatur hat sich der Mensch die Rückenschmerzen eingehandelt.

Es sind jedoch noch weitere Ursachen zu berücksichtigen. Zuerst muss bei chronischen Rückenschmerzen durch den Arzt abgeklärt werden, ob es sich um ein organisches Leiden handelt. Nieren-, Gebärmutter-, Blasen-, Dickdarm- und Gallenblasenprobleme können reflektorisch im Rückenbereich Schmerzen verursachen, ebenfalls Veränderungen der Knochen- und Bandscheibenstrukturen. Bei älteren Menschen muss auf eine allfällige Osteoporose oder Metastasen einer bösartigen Geschwulst geachtet werden.

Die weitaus meisten Rückenschmerzen werden durch Fehlbelastungen ausgelöst. So sind oft Sekretärinnen durch eine verkrampfte Haltung bei der Computerarbeit oder Chauffeure durch Vibrationen und Fehlhaltungen Rückenschmerzpatienten. Eine chronische Übersäuerung des Bindegewebes ist in der Regel das Fundament, auf dem die Fehlbelastungen, Muskelschwächen und äussere mechanische Einwirkungen aufbauen und zu den Schmerzen führen.

THERAPIE

- Ursachen beseitigen
- Übersäuerung beseitigen (Basemittel)
- vitalstoffreiche Ernährung
- Rückenmuskulatur durch Schwimmen oder Krafttraining stärken
- Haltungstraining
- Yoga-Übungen
- Akupunktur
- Neuraltherapie: Wenn der Patient keine Angst vor Spritzen hat, ist die Neuraltherapie die Therapie der Wahl
- Massagen: Die Schröpfmassagen haben sich sehr gut bewährt
- Mangan-Tabletten (Mangan unterstützt die Bildung von Knorpel und Bandscheiben)
- Magnesium-Tabletten

Rückenprobleme werden oft auch durch psychische Ursachen ausgelöst. Der Rücken ist ein typisches Zielorgan bei vielen psychischen Problemen. Wenn Menschen keinen Rückhalt, keine Unterstützung erhalten und dadurch eine zu grosse Last für sich und andere tragen müssen, kommt es zu Verspannungen und Schmerzen. Der Rücken «liegt hinter uns», macht er sich bemerkbar, kommt die Vergangenheit schmerzvoll zurück. Niemand verlangt von Ihnen, dass Sie sich restlos für andere aufopfern. Gönnen Sie sich Ruhe, schöpfen Sie Kraft und lernen Sie für sich da zu sein. Sie leben jetzt, nicht in der Vergangenheit, leben Sie glücklich im Moment und legen Sie Ängste und Zweifel ab.

SALZ Ohne Salz kein Leben. Andererseits hört man, dass der heutige Salzkonsum gesundheitsschädlich sei. An diesen beiden Aussagen kann etwas nicht stimmen. Die beiden Aussagen sind korrekt, nur das Problem liegt bei der Qualität des Salzes. Kochsalz ist hauptsächlich Natriumchlorid, das schmeckt wohl salzig, hat aber mit Salz, das zum Leben benötigt wird, sehr wenig zu tun.

Natürliches Kristallsalz besteht nicht nur aus zwei, sondern aus allen natürlichen Elementen, aus denen auch unser Körper besteht und aus denen einst unser Leben im Urmeer entstand.

Unser Blut ist identisch mit der Sole des Urmeers, es hat noch das gleiche Konzentrationsverhältnis. Diese Blutsole ist notwendig für die Aufrechterhaltung aller Körperfunktionen. Sollte das Konzentrationsverhältnis sich ändern, ist es mit dem Leben nicht mehr vereinbar.

Als die Industrialisierung einsetzte, wurde das natürliche Salz von den «Verunreinigungen» befreit und auf die Verbindung Natriumchlorid reduziert. Diese Natriumchloridverbindung hat überhaupt nichts mehr mit der Natur zu tun, sondern dient lediglich der Industrie. Das Salz wurde dem chemisch orientierten Gedankengut der Industrie geopfert. Durch das «chemische Denken» wurde nicht erkannt, dass das natürliche Salz nicht nur dem Geschmack zuliebe vom Menschen gebraucht wird, sondern durch seine Zusammensetzung mit allen natürlichen Elementen die gleichen Schwingungsmuster wie der Mensch besitzt und somit der Mensch mit dem Salz Lebendigkeit konsumieren konnte.

Hier zeigt sich einmal mehr, wie die Industrie unsere Gesundheit negativ beeinflusst. 93 Prozent der weltweiten Salzproduktion wird direkt für industrielle Zwecke verbraucht. Dafür ist aber reinstes Natriumchlorid notwendig. Mit Natriumchlorid kann man jeden chemischen Prozess gewährleisten, die restlichen natürlichen Elemente würden ihn nur stören. In der Industrie wird für zahlreiche Prozesse und Produkte Salz benötigt. Für Soda, Waschmittel, Lacke, Plastik, PVC, also für fast alles, was uns täglich weiter von der Natur entfernt. Die restlichen zirka sieben Prozent werden von der Lebensmittelindustrie als billiges, aggressives Konservierungsmittel eingesetzt.

Ein äusserst kleiner Teil der Salzproduktion gelangt als Kochsalz in unsere Küchen. Dabei begnügt man sich nicht damit, den Menschen eine derart aggressive absolut wertlose Natriumchlorid-Verbindung als Kochsalz zu verkaufen, nein, es werden weitere stark belastende Substanzen zugefügt. Mit intensiven Werbekampagnen versucht man die Bevölkerung davon zu überzeugen, dass die Zugabe von hochtoxischem Jod (in Form von Jodid- oder Jodat-Verbindungen) aus gesundheitlichen Gründen wertvoll sei. Damit noch nicht genug: Der Mensch ist noch zu wenig geschädigt. Die Industrie mit der Medizin und den Behörden im Schlepptau setzt der Schädlichkeit der Natriumchlorid-Jod-Verbindung noch mehr Gift hinzu: Es braucht noch Fluor, das für die Zähne gut sein soll.

Unser Körper ist in keiner Weise in der Lage, künstlich zugeführte Jod- und Fluor-Verbindungen zu verstoffwechseln. Jod bewirkt in unserem Körper, dass die Nitrosaminbildung beschleunigt und um das Sechsfache erhöht wird. Nitrosamine gehören zu den aggressivsten Krebsauslösern. Zu einer Krebsvorbeugung gehört strikte Jodabstinenz. Japan ist das Land mit dem höchsten Jodvorkommen der Welt, dort finden wir aber auch die hohe Rate an Schilddrüsenkrebs von 25 Prozent. Wenn Sie nun denken, das ist zu viel des Guten, dann kennen Sie die Industrie noch zu wenig. Kochsalz enthält noch weitere verschiedene Konservierungsstoffe sowie Aluminiumhydroxid, um die Streu- und Rieselfähigkeit zu verbessern. Aluminium ist ein Leichtmetall, das in Verdacht steht, an der Alzheimererkrankung beteiligt zu sein. Es wird vermutet, das die hohe Alzheimerrate in den USA nicht zuletzt auf den hohen Konsum von in Aluminium verpackten Nahrungsmitteln und Getränken wie Cola aus Dosen zurückzuführen ist (Cola enthält auch sehr viel Kochsalz).

KRISTALLSALZ Kristallsalz wird in seiner perfektesten Form geologisch als Halit bezeichnet. Einst nannte man es Königssalz, weil es den Adligen vorbehalten war. Das einfache Volk erhielt das Steinsalz. Der Abbau von Kristallsalz ist heute in Europa allerdings nicht rentabel, weil reines, natürliches Kristallsalz nur in kleinen Schichten innerhalb des Steinsalzes vorkommt. Das Kristallsalz muss, um sein natürliches Frequenzspektrum nicht zu zerstören, von Hand abgebaut werden. Das einzig richtige Salz für den Hausgebrauch ist das Kristallsalz, da es, sofern richtig abgebaut, das gesamte natürliche Frequenzmuster und sämtliche Elemente enthält, die der Mensch benötigt. Das Kristallsalz aus dem Himalaja enthält die am höchsten geordnete Struktur und somit den höchsten Informationsgehalt.

Seien Sie kritisch beim Kauf von Kristallsalz. Da ein gutes Himalaja-Salz von Hand abgebaut wird, hat es seinen Preis. Es wird teilweise versucht, billiges Steinsalz aus polnischen Salzbergwerken als Kristallsalz zu verkaufen. Auch wenn das angebotene Salz einen rötlichen Schimmer aufweist, heisst das noch lange nicht, dass es sich um ein Kristallsalz handelt.

SCHAUFENSTER-KRANKHEIT (CLAUDATIO INTERMITTENS) Die Schaufenster-Krankheit ist eine Durchblutungsstörung in den Beinen. Die heute weit verbreitete Erkrankung geht auf Verengungen und Verschlüsse der Blutgefässe zurück. Die Durchblutungsstörung in den Beinen bewirkt einen heftigen Schmerz in den Waden, der die betroffenen Männer zum Stehenbleiben zwingt. Wenn sich zum Glück ein Schaufenster in der Nähe befindet, interessiert sich der meist ältere Mann zum Schein für die Schaufensterauslage. Es kommt dann oftmals zur komisch-tragischen Situation, dass sich die älteren Männer plötzlich für Damenunterwäsche, Kinderkleider, Schmuck oder Kosmetika interessieren.

Meist schädliche Einflüsse wie Nikotinsucht, Fehlernährung, Störfelder oder Zuckerkrankheit bewirken, dass es zu einer massiven Durchblutungsstörung in den Beinen kommen kann. Zuerst reicht bei körperlicher Betätigung, in späteren Stadien auch schon in Ruhe die Durchblutung nicht mehr aus, um genügend Sauerstoff und Nährstoffe in das Gewebe zu transportieren und die Stoffwechselabfälle wegzuschaffen. Es kommt zum brandigen Absterben von Gewebe (Gangrän), meistens zuerst im Bereich der Zehen. Ohne Behandlung kann das ganze Bein davon betroffen werden und zur Amputation führen.

THERAPIE
- Ursachen beseitigen (Rauchen etc.)
- vitalstoffreiche Ernährung
- Bewegungstraining
- durchblutungsfördernde Medikamente: Padma 28, Mucokehl, Arteria-Heel
- Vitamin-E-Kapseln
- Magnesium-Tabletten
- Kneipp-Anwendungen: Wechselbäder der Unterschenkel
- Akupunktur

SCHILDDRÜSENKRANKHEITEN Die Schilddrüse ist ein zweilappiges Organ, das beidseitig neben dem Kehlkopf und vor der Luftröhre liegt. Sie steuert viele Stoffwechselvorgänge. Wachstums- und Entwicklungsprozesse, aber auch der Wasserhaushalt des Körpers und weiteres mehr wird von ihr gesteuert.

ÜBERFUNKTION (HYPERTHYREOSE) Die Schilddrüse produziert zu viel Schilddrüsenhormone, was zu innerer Unruhe, starkem Schwitzen, Zittern der Hände, Herzrhythmusstörungen, Haarausfall, Muskelschwäche, Durchfall und Gewichtsabnahme führen kann. Wenn die typischen Symptome einer Überfunktion vorliegen, wird von Basedow-Krankheit gesprochen.

UNTERFUNKTION (HYPOTHYREOSE) Hier liegt ein Mangel an Schilddrüsenhormonen vor. Menschen mit einer Hypothyreose leiden an Antriebsmangel, sind lustlos, deprimiert und frieren oft.

Die Stoffwechselaktivitäten sind gebremst, auch bei kleiner Nahrungszufuhr legen diese Menschen an Gewicht zu und haben einen trägen Dickdarm. Das Haar ist meist glanzlos und struppig, die Stimme heiser und auffällig rau und tief. Die Haut bekommt ein teigiges Aussehen, ein Myxödem.

Bei allen Schilddrüsenproblemen ist eine genaue ärztliche ursächliche Abklärung wichtig. Doch sehr oft werden keine Ursachen (Tumore) gefunden. Bei der Überfunktion der Schilddrüse sind oft Störungen im vegetativen Nervensystem für die gesteigerte Schilddrüsenfunktion verantwortlich. Die Lebenssituation (Arbeitsplatz, Familie, soziale Situation) muss überdacht werden.

Bei allen Schilddrüsenkrankheiten ist es sehr wichtig, dass Folgendes beachtet wird:
- Bestehen Amalgam-Füllungen?
- Bestehen weitere Schwermetallbelastungen und Intoxikationen?
- Gibt es Zahnstörherde (Stiftzähne, wurzelbehandelte Zähne)?
- Weitere Störherde?
- Besteht Elektrosmogbelastung?

THERAPIE Mit homöopathischen Medikamenten lässt sich vor allem die Schilddrüsenunterfunktion gut therapieren.

- Neuraltherapie
- Störfeldsanierung
- Entgiftungstherapie
- Selen-Tabletten: täglich 3 Tabletten
- Strumeel-Tropfen: täglich 3x15 Tropfen

Bevor mit einer lebenslänglichen Therapie mit Produkten der Pharmaindustrie begonnen wird, sollte immer zuerst einer Therapie aus dem komplementären Bereich der Vorzug gegeben werden.

SCHLAFSTÖRUNGEN Im Durchschnitt braucht der Mensch rund acht Stunden Schlaf, um Körper und Nerven zu regenerieren. Schlafstörungen sind ein weit verbreitetes Problem, an dem etwa ein Viertel der Erwachsenen meist oder zeitweise leidet. Mit zunehmendem Alter des Menschen nimmt sein Schlafbedürfnis ab. So schlafen Kleinkinder noch 14 Stunden und bei älteren Menschen kann der nächtliche Schlaf noch fünf Stunden dauern.

Wer ausgeschlafen ist, arbeitet wesentlich besser, die Konzentration ist stärker, der gesamte Alltag wird intensiver empfunden.

Der Schlaf kann nicht mit einer Ohnmacht verglichen werden, bei der nur das Bewusstsein ausgeschaltet ist.

Aufgrund gemessener Hirnwellen durchläuft der Mensch verschiedene Schlafphasen. Der erste Schlaf ist meist ein Tiefschlaf. Deshalb wird angenommen, dass der Schlaf vor Mitternacht der gesündere ist. Das ist aber individuell verschieden. Je nach Veranlagung hat jeder Mensch einen eigenen Tages-Nacht-Rhythmus. Das sind angeborene biologische Rhythmen, die bewirken, dass es Abend- und Morgenschläfer gibt. Dadurch sind die aktiven und die Erholungsphasen individuell verschoben.

Die Ursachen von Schlafstörungen sind äusserst vielfältig. Wenn die Umgebung des Schlafbereichs zu laut ist, kann nicht oder nur unruhig geschlafen werden. In den meisten Fällen sind jedoch Erkrankungen oder mögliche Vorstufen einer Erkrankung die eigentlichen Ursachen. Herz- oder Gehirnerkrankungen, Leber-, Nieren-, Darmleiden oder was vielmals nicht in Betracht gezogen wird, Störfelder im Kopfbereich: Mittelohr, Mandeln, Nasenneben- und Stirnhöhlen. Schmerzen irgendwo im Körper können den Menschen am Schlafen hindern. Auch psychische Belastungen durch Angst, Überreizung, Unvermögen zum Abschalten nach Überarbeitung, Schwierigkeiten im Berufsleben oder in der Partnerschaft und andere Lebensprobleme sind ein Grund, um die Nächte schlaflos zu verbringen. Wenn nicht geschlafen werden kann, wird der Griff nach der Schlaftablette sehr schnell und sehr oft gemacht. Hier muss ich ausdrücklich warnen, denn die Abhängigkeit von Schlafmedikamenten entwickelt sich schnell. Neben einer Reduktion der Selbstheilungskräfte und anderen Schädigungen werden die Traumphasen erheblich verkürzt. Das bedeutet, dass sich das Gehirn nicht erholen kann. Ausserdem führt die Gewöhnung dazu, dass man schliesslich trotz erhöhten Konsums nicht mehr schlafen kann.

Ernährung: Nach fünf Uhr abends sollten keine gärenden Speisen gegessen werden. Zu meiden sind Salate, rohes Gemüse und Früchte. Geeignet ist gekochte Nahrung. Mässig Alkohol, wenn möglich kein Nikotin.

Lebensgewohnheiten: Vor dem Schlafen sollten aufregende Gespräche oder Fernsehsendungen gemieden werden. Sie sind nur den seelischen Dickhäutern zu empfehlen. Ideal ist es, wenn ein Mensch gemäss seinen individuellen biologischen Rhythmen seine Schlaf- und Wachphasen leben kann. Leider wird durch Schicht- und Nachtarbeiten dieser Rhythmus von aussen gestört.

Wetterfühligkeit: Sehr viele Menschen reagieren mit körperlichen Beschwerden auf das Wetter. Föhn, der Fallwind an den Bergen, kann zu Schlafstörungen führen. Die Wetterfühligkeit ist keine Krankheit, sondern eine natürliche Reaktion, die auch Tiere besitzen. Denn wenn ein Lebewesen ohne Behausung auskommen muss, muss es auf den Wetterwechsel reagieren.

Auch bei Vollmond haben viele Menschen Schlafstörungen.

THERAPIE

- Störherde im Kopfbereich (Zähne, Mandeln etc.) beseitigen
- Herzstörungen ärztlich therapieren (biologische Herzstärkung)
- Störungen im Verdauungstrakt beseitigen
- abends richtig ernähren
- für Ruhe im Schlafzimmer sorgen
- keinen Elektrosmog (keine elektrischen Geräte am Netz eingesteckt)
- abends keinen oder nur wenig Alkohol
- kein oder nur wenig Nikotin
- autogenes Training (Beruhigung Nervensystem) machen
- Akupunktur (Beruhigung Nervensystem) machen lassen
- sich sportlich betätigen
- vor dem Schlafen spazieren gehen

Oft werden die statischen Aufladungen der Federn in den Bettdecken vergessen. Bei entsprechender Disposition können sie zu unruhigem Schlaf und Nachtschweiss führen. Abhilfe kann geschaffen werden, indem man Decken ohne Federinhalt verwendet. Als medikamentöse Unterstützung empfehle ich folgende Tropfen der Firma Ceres:

- Tagsüber schläfrig, nachts wach: Lupulus: 3 x 2 Tropfen

– Überforderung nach Krankheiten: Avena sativa: 3x2 Tropfen
– Sorgen: Passiflora incarnata: 3x2 Tropfen
– Überempfindlichkeit der Sinne: Valeriana: 3x2 Tropfen

Orthomolekulare Unterstützung:
– Vitamin-B-Komplex-Tabletten: 2 Tabletten zum Frühstück
– Magnesium-Tabletten: 3 Tabletten zum Frühstück

SCHUPPENFLECHTE (PSORIASIS) Psoriasis ist eine häufige chronische Hautkrankheit. Die Haut produziert Zellen in so schneller Folge, dass sie nicht mehr verhornen können und eine silberweisse Farbe haben. Die betroffenen Hautstellen zeigen rötliche Flecken mit einer silberweissen Schuppung. Häufig sind Ellenbogen und Knie befallen, aber auch die Kopfhaut, in schlimmen Fällen kann der ganze Körper betroffen sein. Nägel an Händen und Füssen können Verformungen und Dellen aufweisen. Psoriasis schmerzt nicht, kann aber einen lästigen Juckreiz auslösen und ist oft eine starke Belastung für die Psyche. Da eine starke Psoriasis die Haut unschön verändert, haben Mitmenschen oft das Gefühl angesteckt zu werden. Die Krankheit ist aber nicht ansteckend. Psoriasis kann bei jedem zehnten Patienten auch die Gelenke an Händen und Füssen entzünden, was meist schmerzhaft ist und mit der Zeit zur Unbeweglichkeit der Gelenke führt.

Eine eigentliche Ursache für die Psoriasis konnte noch nicht gefunden werden. Es wurde aber festgestellt, dass häufig ein Vitamin-A- und ein Selen-Mangel mitspielt. Neue Untersuchungen haben ergeben, dass in der Haut von Psoriasiskranken der Stoffwechsel von essenziellen Fettsäuren gestört ist. Wenn die Produktion der Omega-3-Fettsäuren beeinträchtigt ist und nicht genügend Gamma-Linolensäure aufgebaut wird, kann dies den Fettsäure-Haushalt in der Haut stören und zu Entzündungen und Psoriasisflecken führen. Eine fettarme Ernährung, die nur wenig Protein enthält – zum Beispiel eine vegetarische Ernährung – kann bei Psoriasis gute Dienste leisten.

Tatsächlich konnte ich bei sehr vielen Psoriasis-Patienten feststellen, dass wenn das innere Milieu, das Immunsystem und gewisse Lebensformen verändert werden, sich die Krankheit verringert oder in einzelnen Fällen sogar total verschwindet.

Wichtig ist, dass der Psoriatiker psychische Unterstützung erhält. Er muss auch Vertrauen in die Therapie und den Therapeuten haben. Oft sind Menschen mit dieser Krankheit Opfer von Wunderheilern, die Heilung versprechen, die nicht eintritt.

THERAPIE

- keine tierischen Eiweisse
- wenig – noch besser kein – Alkohol und Nikotin
- psychische Stabilität erreichen
- Stressbewältigung
- im Freien an der Sonne und frischen Luft bewegen und Sonnenbäder geniessen
- eventuell Sauna
- Vitamin A, D und E zuführen
- Störherde (wurzelbehandelte Zähne, Narben etc.) beseitigen
- Selen: täglich 200 Mikrogramm
- Zink: täglich 45 mg
- EPA-Kapseln (Fischöl)
- EPO-Kapseln (Nachtkerzenöl)
- Immunmodulatoren (biologische Medikamente)
- Notakehl-Tabletten im Wechsel mit Mucokehl-Tabletten
- Basemittel

Nicht geeignet sind Cortisonsalben, da sie mit der Zeit die Haut schädigen.

Auch bei den Psoriasispatienten gilt, dass die Haut der Spiegel der Seele ist. Dem Psoriasiskranken gehen das Leben, gewisse Situationen oder Beziehungen unter die Haut. Er versucht sich zu verändern, die Haut macht eine eigentliche Mauserung durch, doch es bleibt beim Versuch. Der Patient kann sich nicht überwinden, es irritiert ihn, einerseits möchte er sich verändern, andererseits hält ihn etwas zurück.

Schlüpfen Sie aus Ihrer Haut, streifen Sie Altes, Belastendes und Hemmendes ab. Bewegen Sie sich selber vorwärts, warten Sie nicht, bis andere für Sie entscheiden.

SCHWANGERSCHAFT Eine Schwangerschaft ist keine Krankheit. Dennoch gilt es einige Aspekte zu berücksichtigen, um ein gesundes Kind auf die Welt zu bringen. Viele Frauen sind verunsichert, weil sie nicht wissen, wie sie sich in der Schwangerschaft ernähren sollen. Ich sage: Eine natürliche vitalstoffreiche Ernährung ist absolut ausreichend.

Wie soll sich aber eine Schwangere richtig ernähren, wenn sie es vor der Schwangerschaft nicht konnte? Ich sehe oft, dass die Ernährung, an die sich die Frau gewöhnt war, in der Schwangerschaft einfach verstärkt wird. Mit anderen Worten: Trank die Frau vor der Schwangerschaft Milch, trinkt sie während der Schwangerschaft mehr davon. Dasselbe sehe ich beim Fleisch- und Süssigkeitenkonsum.

Richtiges Verhalten und Ernähren in der Schwangerschaft:
- Alkohol und Nikotin sind verboten
- Wenig Koffein (Schwangere bauen Koffein nur sehr langsam ab), eine Tasse pro Tag ist erlaubt (Kaffee oder Schwarztee)
- keine Cola-Getränke
- keine künstlichen Süssstoffe (die Wirkstoffe können die Plazenta überwinden und können krebsfördernd sein)

- Übermässiger Konsum von Fleisch und Milchprodukten belasten den Organismus, 0,5–0,7 g Eiweiss pro kg Körpergewicht ist auch in der Schwangerschaft genügend.
- Übermässigen Konsum von Vitamin A einschränken: Hohe Dosen von Vitamin A können Geburtsfehler verursachen. Schwangere dürfen daher keine Leber essen und keine Supplementierung an Vitamin A vornehmen.
- Eine Ernährung, die reich an Omega-3-Fettsäuren ist, ist sehr wichtig. Diese Fettsäuren sind nötig für den Aufbau des Gehirns und der Augen des sich entwickelnden Babys.
- Vitamin-D-reiche-Ernährung ist wichtig. Der Bedarf an Vitamin D in der Schwangerschaft ist mehr als doppelt so hoch wie sonst:
- Lachs (enthält auch Omega-3-Fettsäuren)
- Thunfisch (enthält auch Omega-3-Fettsäuren)
- Hühnerei
- Hartkäse
- Butter

Vitamin D wird durch genügend Sonnenlicht mittels der körpereigenen Vitamin-D-Synthese selber hergestellt.

WASSERLÖSLICHE VITAMINE Eine Schwangerschaft treibt den Bedarf an allen B-Vitaminen regelrecht in die Höhe. Der Körper braucht jetzt etwa 50 Prozent mehr Thiamin, Riboflavin, Niacin und Vitamin B 12 als vor der Schwangerschaft. Der Bedarf an Vitamin B6, Folsäure und Vitamin C verdoppelt sich sogar. Mit Vitamin B6 zum Beispiel muss der Fötus gleichmässig versorgt werden. Der Vitamin-B6-Spiegel im Blut des Fötus ist zwei- bis fünfmal höher als derjenige im Blut der Mutter. Weil der Fötus die Vitamin-B6-Reserven der Mutter geradezu aussaugt, werden diese zwischen dem vierten und dem achten Schwangerschaftsmonat, wenn der Fötus am schnellsten wächst, zusehends abgebaut. Dies führt bei vielen Schwangeren zu Anzeichen eines Vitamin-

B6-Mangels. Auch sinkt bei den meisten Frauen der Folsäurespiegel während der Schwangerschaft um etwa einen Drittel. Ein gestörter Folsäurehaushalt ist eine verbreitete Ursache für eine schwangerschaftsbedingte Anämie. Eine Schwangere braucht mehr als doppelt so viel Folsäure wie Frauen, die nicht schwanger sind.

Im Weiteren kann ein Mangel an Folsäure in der Schwangerschaft zur Spina bifida (Spaltbildung der Wirbelsäule) oder zum Wolfsrachen (Lippen-Kiefer-Gaumen-Spalte) beim Neugeborenen führen.

Es ist sehr wichtig, bereits bei der Planung einer Schwangerschaft ein Vitamin-B-Komplex-Präparat, das mindestens 1 mg Folsäure enthält, täglich einzunehmen.

CALCIUM Es werden während einer Schwangerschaft insgesamt 30 bis 40 g Calcium an den Fötus weitergegeben, der Grossteil davon in der zweiten Schwangerschaftshälfte. Um diesen grossen Bedarf abdecken zu können, verdoppelt der Körper für die Dauer der Schwangerschaft seine Aufnahmefähigkeit für Calcium aus Nahrungsmitteln. Allerdings kann es selbst unter diesen Umständen sein, dass das Calcium, das die Frau aus der Nahrung beziehen kann, nicht ausreicht. Calcium für den Fötus muss in diesem Fall aus den Knochen der Mutter bezogen werden. Wenn allerdings während der ganzen Schwangerschaft 1,0 bis 1,2 g Calcium pro Tag aufgenommen werden, kommt es zu keinem schwangerschaftsbedingten Knochenschwund. Der Bedarf an Calcium ist während der Schwangerschaft doppelt so hoch wie vorher.

EISEN Während der Schwangerschaft ist der Eisenbedarf doppelt so hoch wie vorher. Die Mutter stellt sich für diesen erhöhten Bedarf ein, indem sie die Aufnahmefähigkeit des Darms für Eisen stark erhöht. Schwangere können aus den Nahrungsmitteln drei- bis fünfmal so viel Eisen schöpfen wie ohne Schwangerschaft. Trotzdem kann Eisen aus Nahrungsquellen bei den meisten Schwangeren den Bedarf nicht abdecken. Die mütterlichen Reserven werden stark strapaziert.

EMPFOHLENE NÄHRSTOFFE WÄHREND DER SCHWANGERSCHAFT

NÄHRSTOFFE	Empfohlene Tagesmenge (die sich aus Nahrungsquellen und Supplementen zusammensetzt)
ENERGIE (für eine Frau,die 60 kg wiegt und durchschnittlich aktiv ist)	2.400 –2.600 kcal
PROTEIN	70 –90 g
MEHRFACH UNGESÄTTIGTE FETTSÄUREN (die die essenziellen Fettsäuren Linolsäure und Linolensäure liefern)	25 –30 g
OMEGA-3-FETTSÄUREN	
(LINOLENSÄURE, EPS UND DHS)	3 –6 g
NAHRUNGSFASERN	25 –30 g
VITAMINE	
VITAMIN A	2.500 IE
VITAMIN D	10 –15 µg
VITAMIN E	15 –20 mg
THIAMIN	(B1)1,5 –2,0 mg
RIBOFLAVIN (B2)	1,6 –2,2 mg
NIACIN / NIACINAMID	20 mg
VITAMIN B6	2,5 –5,0 mg
PANTOTHENSÄURE	5 –10 mg
BIOTIN	75 –150 µg
FOLSÄURE	0,8 mg
VITAMIN B1	2 3 –5 µg
VITAMIN C	100 mg

MINERALSTOFFE UND SPURENELEMENTE	
KALZIUM	1.200 –1.500 mg
PHOSPHOR	1.200 –1.500mg
MAGNESIUM	600 –800 mg
EISEN	30 mg
ZINK	15 –20 mg
JOD	200 µg
SELEN	75 –150 µg
KUPFER	1,5 –2,0 mg
MANGAN	2 –5 mg
FLUOR	1 –3 mg*
CHROM	100 –200 µg
MOLYBDÄN	100 –250 µg

*Nur dort, wo die Wasser-und Salzversorgung nicht fluoriert ist.

SCHWINDEL Das Symptom Schwindel kommt recht häufig vor und kann bei verschiedenen Krankheiten auftreten. Die Bezeichnung Schwindel kann demzufolge nicht als eine eigenständige Krankheit angesehen werden. Für den Arzt ist es oft sehr schwierig, die Patientenaussage Schwindel einer Krankheit zuzuordnen, weil die Menschen den Begriff Schwindel für sehr viele verschiedene Beschwerden verwenden.

Die meisten Schwindelpatienten haben eine falsche Erwartungshaltung der Medizin gegenüber. Sie denken: «Wenn ich mit Schwindel zum Arzt gehe, dann weiss er, was mir fehlt.» Schwindel ist aber kein exakter medizinischer Begriff.

Meines Erachtens ist die Erwartungshaltung des Patienten, die nicht auf Anhieb erfüllt werden kann, das grösste Problem beim Schwindel. Schwindel ist für den Patienten sehr unangenehm und macht ihm Angst. Diese Angst verstärkt das Gefühl, dass sofort etwas getan werden müsse und gleichzeitig spürt er die momentane Hilflosigkeit des Arztes.

An erster Stelle steht hier sicher die Aufklärung, den Patienten beruhigen, ihm die Angst nehmen. Auch muss der Patient merken, dass er ernst genommen wird. Das Gespräch zwischen Arzt und Patient ist ein wesentlicher Bestandteil der Therapie, denn es ist viel wichtiger, mit einem sorgfältigen Gespräch herauszufinden, was für eine Art von Schwindel vorliegt, als dass der Arzt gleich den Patienten apparativ überfällt.

Verschiedene Krankheiten können Schwindel auslösen. Das Alter des Patienten ermöglicht eine Zuordnung. Wenn eine junge Frau Schwindel hat, so leidet sie zum Beispiel eher unter einem tiefen Blutdruck als an Durchblutungsstörungen der Kopfarterien. In der Folge liste ich einige Krankheiten auf, bei denen Schwindel auftreten kann:

- Störungen des Gleichgewichtsorgans
- Augenkrankheiten
- Ohrenkrankheiten
- Innenohrveränderungen
- Herz-Kreislauf-Erkrankungen
- Nahrungsmittel-Unverträglichkeiten
- Medikamenten-Unverträglichkeiten
- Elektrosmogbelastung
- Verspannungen im Hals-Nacken-Bereich
- Veränderungen der Wirbelsäule
- Alkoholismus
- psychische Belastungen

Sehr wichtig ist, dass der Patient sich selber Gedanken macht, was für Ursachen überhaupt in Frage kommen. Die eigentliche Abklärung ist Sache des Arztes und die Therapie richtet sich nach den Ursachen.

SCHWITZEN Unser Körper besitzt eine sehr wirkungsvolle und raffinierte Klimaanlage. Das Hauptorgan dieser Klimaanlage ist die Haut. Die Haut hat unmittelbaren Kontakt mit der Aussenwelt. Wird die Temperatur in unserem Körper zum Beispiel durch Bewegung erhöht, rötet sich die Haut, weil sich die Blutgefässe an der Körperoberfläche ausweiten. Sie führen möglichst viel Blut heran, das an der Oberfläche Wärme abgeben kann. Ist dieser Abkühlungseffekt zu wenig stark, werden die Schweissdrüsen aktiviert. Der Schweiss kühlt die Haut beim Verdunsten ab und hilft auf diese Weise, eine Überhitzung zu vermeiden.

Das Konstanthalten der Temperatur des Körpers gehört zum Hauptregulationssystem unseres Organismus. Der Körper kann über das Schwitzen nicht nur die Körpertemperatur mitregeln, sondern zusätzlich auch eine Ausleitungsfunktion ausüben.

Wenn Sie oft stark schwitzen, ohne sich aber erwärmt zu haben, können das Ausleitungsvorgänge des Körpers sein. Bei der Ausleitung handelt es sich um Entgiftungsvorgänge, welche im Körper verbliebene Schlackenstoffe über verschiedene Wege aus dem Körper entfernen. So auch über das vermehrte Schwitzen der Haut. Früher wurden in der Säftelehre diese Zusammenhänge klar erkannt und der Arzt unterstützte die körpereigenen Vorgänge. Heute richtet sich die Medizin nach klar definierbaren Krankheitsprozessen und kann körpereigene Vorgänge, die zur Erhaltung des inneren Gleichgewichts dienen, nicht verstehen.

Wenn ein Mensch übermässig ohne offensichtlichen äusseren Grund – ausser nervlicher Anspannung – stark schwitzt, ist eine Ausleitung angebracht. Es gibt eine grosse Anzahl möglicher Ausleitungsverfahren. Eine Reaktivierung des Säfteflusses, besonders der Lymphen, ist ebenso wichtig wie eine Entfernung der alten Schlackenstoffe (Toxine).

In meiner Praxis wende ich in den meisten Fällen die Phönixkur an, eine Tropfenkur, die im Frühjahr und im Herbst an jeweils 45 Tagen durchgeführt wird. Lymph-, Leber-, Nieren- und ein Antitoxmittel werden im speziellen Wechsel mit genügend Wasser eingenommen.

SPURENELEMENTE Durch die früher begrenzten Nachweismöglichkeiten der Mineralstoffe in unserem Körper haben sich die Begriffe Mineralstoffe und Spurenelemente gebildet. Spurenelemente sind Mineralstoffe, die im Körper in einer Menge von weniger als 1 g vorkommen. Die Lebensnotwendigkeit der Mineralstoffe wurde in der Medizin lange Zeit nicht anerkannt. Eisen war der erste Mineralstoff, den die Medizin im 17. Jahrhundert als lebensnotwendig erachtete, erst sehr viel später, 1928, wurde das Kupfer als wichtig erkannt, weiter kamen dazu:

1931 Magnesium
1934 Zink
1950 Jod
1953 Molybdän
1957 Selen
1959 Chrom

Um unseren Körper gesund zu erhalten, müssen sämtliche nützliche (es gibt auch schädliche) Mineralstoffe in der richtigen Menge im Körper vorhanden sein. Diese Mineralstoffe müssen durch die Nahrung und Getränke aufgenommen werden. Wenn Sie einmal in einer Ernährungsberatung waren, so bekamen Sie Informationen bezüglich Kalorien, Kohlenhydrate, Eiweisse und Fette. Bei Schwangeren wird eventuell auf Calcium und Eisen geachtet. Bei Wadenkrämpfen wird Magnesium verschrieben, aber dem grossen, sehr wichtigen Rest an Mineralstoffen wird keine Beachtung geschenkt.

In der heutigen Zeit besteht das Problem, dass durch die intensive Bewirtschaftung die Ackerböden mineralstoffarm werden und demzufolge weniger Mineralstoffe in die Nahrung gelangen können. Andererseits wird der Mensch durch die zunehmende Umweltverschmutzung mit Schwermetallen belastet. Diese Schwermetalle verhindern in unserem Körper die Aufnahme der wichtigen Spurenelemente. Mittlerweile weiss man, dass zum Beispiel Selenmangel zu Krebs, Chrommangel zu

Zuckerstoffwechselstörungen, Zinkmangel zu Haarausfall, schlechter Wundheilung, Wachstumsstörungen, Psychosen, Lernschwächen und vielem mehr führen kann.

Die Thematik von den Spurenelementen in unserem Körper wird teilweise als «Biospinnerei» angesehen. Andere sehen in der Substitution von Spurenelementen ein Allheilmittel und überbewerten diese Thematik. Bei kranken Menschen ist es meines Erachtens fahrlässig, wenn man sich einfach auf die Substitution von Spurenelementen und Vitaminen beschränkt. Der richtige Einsatz von Spurenelementen sollte dem Fachmann überlassen werden und erfolgt immer ergänzend zu einer Ganzheitlichen biologischen Therapie.

Nachfolgend möchte ich die einzelnen Mineralstoffe und Spurenelemente gemäss der obigen chronologischen Auflistung erklären.

EISEN (LAT. FERRUM, CHEM. ZEICHEN FE)

Normaler Tagesbedarf: Männer: 10–12 mg
Frauen: 10–15 mg
Schwangere: ab dem 6. Monat bis 25 mg

Körperfunktion: Bestandteil der roten Farbstoffe von Blut (Hämoglobin) und Muskeln (Myoglobin), Blutbildung, Wachstum, Abwehrkräfte.

Auswirkungen von Eisenmangel: Blutarmut, Hautblässe, spröde Haut, brüchiges Haar, chronische Müdigkeit, Appetitlosigkeit, Kopfschmerzen, Reizbarkeit, Rillen in Fingernägel, Risse in Mundwinkel, Aphthen, Entzündungen von Zunge und Speiseröhre.

Vorkommen in der Nahrung: Austern, Fleisch, Leber, Linsen, weisse Bohnen, Vollkornprodukte, Hülsenfrüchte, Gemüse, Nüsse, Soja, Hirse, Haferflocken, Trockenobst (Feigen, Aprikosen, Datteln, Pflaumen).

Hinweis: Die Eisenaufnahme im Darm von durchschnittlich 10 Prozent wird begünstigt durch Vitamin C, Magensäure, Calcium und vermindert durch Kaffee, Tee und Rotwein, Antazida (Medikamente zur Neutralisation der Magensäure), Zink und Mangan.

KUPFER (LAT. CUPRUM, CHEM. ZEICHEN CU)

Normaler Tagesbedarf: Kinder: 0,4–2,5 mg
Erwachsene: 2–4 mg

Körperfunktion: Bestandteil zahlreicher Enzyme, erleichtert die Resorption von Eisen, hilft die Myelinschicht der Nervenfasern zu bilden, ohne Kupfer keine Melanin-Bildung (Farbpigment in Haut und Haar), Aufbau Bindegewebsstruktur (Elastin und Kollagen), Immunsystem-Funktion.

Auswirkungen von Kupfermangel: Blutarmut, Störung der Nervenzellen, Pigmentstörungen (Vitiligo), Arteriosklerose, Schlafstörungen, Wachstumsstörungen, erhöhte Cholesterinwerte, Bluthochdruck, Appetitlosigkeit.

Vorkommen in der Nahrung: Leber, Portwein, Sherry, Wermut, Austern, Linsen, Bohnen, Sonnenblumenkerne, Nüsse, Emmentaler-Käse, Aprikosen, Pflaumen, Gans, Lamm.

Hinweis: Kupfer ist wichtig – im Übermass aber auch störend – für das Gehirn.

Vorsicht bei Ionen-Entkalkungsanlagen wird Kupfer aus den Kupferwasserrohren freigesetzt.

MAGNESIUM (CHEM. ZEICHEN MG)

Normaler Tagesbedarf: Erwachsene: 300 – 400 mg
Schwangerschaft: 600 – 800 mg

Körperfunktion: als Elektrolyt, Enzymaktivator, Strukturkomponente organischer Verbindungen.

Auswirkungen von Magnesiummangel: Muskelkrämpfe, Muskelzittern, Schlaflosigkeit, Übererregbarkeit, Konzentrationsstörungen, Übelkeit, Störungen der Herzfunktion, Durchblutungsstörungen, Arteriosklerose, Depressionen, Störungen des Immunsystems.

Vorkommen in der Nahrung: Sojamehl, Gerste, Weizenkleie, Sonnenblumenkerne, Schokolade, Weizenvollkorn, Linsen, Weizenkeime, Mandeln, Erdnüsse, Spinat.

Hinweis: Zucker- und fettreiche Nahrung, Abmagerungskuren und übermässiger Alkohol-Konsum begünstigen Magnesiummangel.

ZINK (CHEM. ZEICHEN ZN)

Normaler Tagesbedarf: Erwachsene: 15 mg
Schwangere: 25 mg
Kinder: 8–12 mg
Säuglinge: 3–5 mg

Körperfunktion: Enzymaktivator, oxidativer Abbau von Alkohol, Eiweissverdauung, Schutz der Zellen, Beteiligung an der Zellteilung, Stoffwechsel der Geschlechtshormone, Funktion des Immunsystems, Wundheilung.

Auswirkungen von Zinkmangel: Weisse Flecken auf Fingernägel, Unfruchtbarkeit bei Mann und Frau, Haarausfall, Hautausschläge, schlechte Wundheilung, Durchfall, gestörte Schleimhautfunktionen, Wachstumsstörungen, Diabetes, Depressionen, Psychosen, Schizophrenie, Aggressivität, Lernschwächen, Hyperaktivität.

Erhöhte Verluste von Natrium, Kalium und Magnesium mit Konsequenzen für den Herzmuskel.

Vorkommen in der Nahrung: Leber, Austern, Linsen, gelbe Erbsen, Weizenvollkorn, weisse Bohnen, Fleisch (Kalb, Rind), Weizenkleie, Mais, Haferflocken, Hühnerei.

Hinweis: Bei akuten und chronischen Infektionen, bei Verbrennungen, Operationen, Herzinfarkt und Krebserkrankungen kommt es zu erniedrigten Zinkkonzentrationen durch einen erhöhten Zinkbedarf für die gesteigerte Bildung verschiedener Eiweissstoffe.

Zinkverluste können auch durch übermässiges Schwitzen, Durchfall und Wundsekrete entstehen.

Hoher Phosphatgehalt in Getränken (Cola) vermindert die Zinkaufnahme. Zink ist ein besonders wichtiges und vielseitiges Spurenelement. Der Körper eines Erwachsenen enthält mit 2 bis 4 g Zink, beinahe so viel Zink wie Eisen. Nur mit den Unterschied, dass Eisen viel bekannter und somit auch mehr Beachtung erhält wie Zink.

JOD (CHEM. ZEICHEN J)

Normaler Tagesbedarf: Erwachsene: 200 µg
Schwangere: 250 µg
Kinder: 140 µg

Körperfunktion: Bestandteil des Schilddrüsenhormons, Antioxidans, positiver Effekt auf den Fettstoffwechsel.

Auswirkungen von Jodmangel: Schilddrüsenvergrösserung (Kropf), chronische Müdigkeit, Gewichtszunahme, Konzentrationsschwäche.

Vorkommen in der Nahrung: Krustentiere, Miesmuschel, Dorsch, Makrele, Heilbutt, Hering, Thunfisch, jodiertes Speisesalz (in minimalen Mengen).

MOLYBDÄN (CHEM. ZEICHEN MO)

Normaler Tagesbedarf: 50–250 µg

Körperfunktion: antioxidative Wirkung, notwendig für optimalen Transport und Speicherung von Eisen, Abbau von schwefelhaltigen Verbindungen.

Auswirkungen von Molybdänmangel: Haarausfall, Karies, Müdigkeit, männliche Impotenz, Depressionen, verminderte Intelligenzentwicklung.

Vorkommen in der Nahrung: Sojamehl, Rotkohl, weisse und grüne Bohnen, Kartoffeln, Reis, Spinat, Erbsen, Hühnerei, Weizenkeime, Weizenvollkorn.

Hinweis: Molybdän sollte in den Pflanzen, die dem Menschen und Tier zur Nahrung dienen, in genügender Menge zu Verfügung stehen. Molybdän wird für das Pflanzenenzym Nitratreduktase benötigt; wenn das Molybdän der Pflanze fehlt, kann der Nitratdünger nicht wie üblich verstoffwechselt werden, sondern wird in die krebsfördernden Nitrosamine umgewandelt.

SELEN (CHEM. ZEICHEN SE)

Normaler Tagesbedarf: 50–200 µg

Körperfunktion: Schutz vor freien Radikalen (antioxidative Wirkung 1000 mal stärker als Vitamin E), Funktion im Immunsystem, Umwandlung und Aktivierung der Schilddrüsenhormone.
Auswirkungen von Selenmangel: Schwächung des Immunsystems, Aufhellung von Haut und Haar, rheumatische Beschwerden, Herzinsuffizienz (Keshan-Krankheit), Augenerkrankungen, Muskelschwäche, Fertilitätsstörung.
Vorkommen in der Nahrung: Hering, Thunfisch, Sardine, Sojabohnen, Leber, Weizenvollkorn, weisse Bohnen, Milchprodukte.
Hinweis: In Mitteleuropa ist der Selengehalt der Böden stark vermindert, bedingt durch die Auswaschungen in der Eiszeit, aber auch durch schwefelhaltige Düngemittel und durch den sauren Regen. Selenmangel kann zu Herzinfarkt führen. Finnland hatte mit Abstand die höchste Herzinfarktrate Europas, deshalb hat die finnische Regierung 1984 eine so genannte Selenkampagne gestartet. Die Bevölkerung wurde informiert, die Böden vermehrt mit Selen gedüngt und so dem Getreide Selen zugeführt.

Selenmangel kann zu erhöhtem Krebsrisiko führen, wobei zusätzlicher Vitamin-E-Mangel dieses Risiko weiter erhöht.

CHROM (CHEM. ZEICHEN CR)

Normaler Tagesbedarf: 0,05–0,2 mg
Körperfunktion: Aktivator der Insulinwirkung im Zuckerhaushalt, Funktion im Kohlenhydrat-Stoffwechsel, Funktion im Fettstoffwechsel, Funktion im Eiweissstoffwechsel, Bildung der Ribonukleinsäure.
Auswirkungen von Chrommangel: Zuckerkrankheit, erhöhte Cholesterinwerte (Triglyceride) im Blut, Nervenstörungen.
Vorkommen in der Nahrung: Schweineschnitzel, Vollkornbrot, schwarze Melasse, Hühnerfleisch, Bierhefe, Roh-Rohrzucker.
Hinweis: Chrommangel kann zu hohem Zuckerspiegel (Diabetes) wie auch zu tiefem Zuckerspiegel (Hypoglykämie) führen.

FLUOR (CHEM. ZEICHEN F)

Dem Fluor möchte ich einen eigenen Abschnitt widmen, weil Fluor eine spezielle Bedeutung hat. Fluor wird nicht als lebensnotwendig betrachtet, demzufolge kann nie von einem Mangelzustand gesprochen werden und doch wird Fluor in grossen Mengen abgegeben.

Fluor ist ein problematisches Spurenelement, das für die therapeutische Anwendung kritisch betrachtet werden muss. Fluor wird in der Kariesprophylaxe bei Kindern eingesetzt, dabei ist Karies ein Ernährungs- und Hygieneproblem. In Entwicklungsländern hat man beobachten können, dass die naturbelassene Ernährung sehr selten zu Karies führt. Wenn aber auf die moderne Ernährungsweise umgestellt wird, stellt sich schnell Karies ein.

Von Natur aus leben in unserer Mundhöhle verschiedene Bakterien. Diese Bakterien leben vom Zucker und bilden bei dessen Verstoffwechslung Säuren. Diese Säuren greifen den Zahnschmelz an. Einige Bakterien bilden mit dem Zucker harte Verbindungen (Glukane), die Beläge auf den Zähnen bilden und unter diesen Belägen setzen die Bakterien ihr zahnschädigendes Werk fort.

Mit zunehmendem Zuckergehalt steigt die Säurebildung der Bakterien. Der normale weisse Fabrikzucker fördert die Belagsbildung auf den Zähnen. Karies kann durch eine zuckerfreie naturbelassene Ernährung verhindert werden. In der richtigen Ernährung sind auch Früchte erlaubt, obwohl sie Fruchtzucker enthalten. Im Gegensatz zum Fabrikzucker klebt der Fruchtzucker nicht an den Zähnen und die Fruchtsäure fördert die Speichelbildung. Speichel schützt die Zähne.

Fluor wird als das Wundermittel gegen Karies vermarktet und sehr selten werden Stimmen laut über negative Fluorwirkungen. Aber Fluor fördert die Infektanfälligkeit. Ich konnte beobachten, dass Spitzensportler, die an Drüsenfieber erkrankten, nach Verwendung von Fluorzahnpasta Rückfälle erlitten.

Fluor kann bei gewisser Disposition Hautekzeme verursachen. Wenn Menschen ab Geburt optimal mit Fluor versorgt worden sind, entwickeln sie eine so genannte Zahnfluorose. Die Zähne bekommen durch das Fluor kleine weisse Flecken und es kann zu Unebenheiten im Zahnschmelz kommen.

Es konnte beobachtet werden, dass Fluor zu Verhärtungen in den Knochen führen kann und es dadurch vermehrt zu Knochenbrüchen kommen kann. In den USA wurde Fluor im Kampf gegen die Osteoporose eingesetzt, was zur Folge hatte, dass die Knochenbruchhäufigkeit zunahm.

Menschen mit Amalgamfüllungen (schwarze Zahnfüllungen) müssen auf Fluorzahnpasten verzichten, da diese zu einer vermehrten Freisetzung von Quecksilber aus den Zahnplomben führen können.

Alle Eltern sind gut beraten, wenn sie ihre Kinder richtig ernähren und kein Fluor abgeben.

STÖRFELDER, STÖRHERDE Immer wieder erwähne ich bei den verschiedenen Krankheiten, dass Störfelder oder -herde eine der Ursachen für die Erkrankungen sein können. Die Kunst jeglicher Therapie besteht darin, den kranken Körper durch natürliche Änderungen seiner Kondition nützlich reagieren zu lassen. Das heisst, die körpereigenen Regulationssysteme in Gang zu setzen, so dass der Organismus wieder die Fähigkeit erlangt, aus sich heraus die krankhafte Störung zu beseitigen.

Diese körpereigene Regulationsfähigkeit wird vor allem durch bestimmte Arten von Schadensquellen im Organismus blockiert, die man als Herde oder Störfelder bezeichnet. Folgende Störherde sind möglich:

- Quecksilberbelastungen im Bindegewebe aus Amalgamfüllungen
- Druck eines Zahns auf einen Nervenkanal
- Eiterherde an den Zahnwurzeln, Nasenneben-, Stirnhöhlen
- minderwertiges Bindegewebe in Narben
- Dysbakterie im Darm

Störfelder blockieren die Selbstheilungskräfte durch:
- Ausscheidung von Bakteriensubstanzen
- Ausscheidung von hochgiftigen Eiweissabbauprodukten
- Reizung der umliegenden Nerven
- Bakterienstreuung in Gewebe, Lymphsystem und Blutbahn
- energetische Blockierungen
- Aufnahme von Zersetzungsgiften

Störherde können irgendwo im Körper Schäden bewirken oder auslösen. Meist ist das Irgendwo ein bereits vorgeschädigtes Organ oder Gewebe, das dann durch die Fernwirkung bis zur realen Krankheit weiter geschädigt wird. Störherde rufen nicht typische Symptome hervor, so dass nie klar von einer Störherderkrankung gesprochen werden kann. Das macht die Entdeckung der Störherde so schwierig. Ein Zahnherd kann zum Beispiel zu einer Ischiaserkrankung oder zu Schulterschmerzen führen, aber auch körperliche Überlastungen können für diese Symptome verantwortlich sein. Chronische Erkrankungen, die allen Behandlungsbemühungen widerstehen, müssen auf eine Beeinflussung durch einen Störherd untersucht werden. Der Körper ist nicht in der Lage, Störherde selber zu beseitigen, es braucht immer die Unterstützung des Arztes.

TENNISARM (EPICONDYLITIS) Kaum ein Patient, der mit dem so genannten Tennisarm in meine Praxis kommt, spielte je einmal Tennis. Gemäss der Schulmedizin ist der Tennisarm oder auch der Golferarm auf Überlastungen zurückzuführen, deshalb die sportliche Bezeichnung Tennis- oder Golferarm.

Tatsächlich handelt es sich hier aber um eine rheumatische Erkrankung, die in den Formenkreis der Fibromyalgie (Weichteilrheuma) gehört. Die Sehnenansätze am Ellenbogen schmerzen, da sich Stoffwechselprodukte, so genannte Mukopolysaccharide, in kristalliner Form abgelagert haben. Diese Ablagerungen kommen sehr oft an Verbindungsstellen von Sehnen und Knochenhaut vor. Bezüglich den Ablagerungen sind sich Schulmedizin und Komplementärmedizin einig, einzig bei den Ursachen scheiden sich die Geister.

THERAPIE

- örtliche Neuraltherapie zusammen mit biologischen Medikamenten
- Traumeel-Salbe
- weiteres unter Fibromyalgie

TRIGEMINUSNEURALGIE Die Entzündung des dreigeteilten Gesichtsnervs (Trigeminus) gehört zu den schmerzhaftesten Leiden überhaupt. Die Schmerzattacken können schon durch einen Windhauch, ja allein durch das Sprechen ausgelöst werden. Sie können trotz stärkster Medikamente unerträglich werden und können den Betroffenen, wenn keine wirksame Therapie angewendet wird, zum Suizid treiben. Ursachen sind oft Störfelder und -herde, sehr häufig im Zahn-Kiefer-Bereich.

THERAPIE

Die Therapiemöglichkeiten sind äusserst beschränkt.

- Neuraltherapie nach Huneke und Akupunktur erzielen die besten Erfolge.
  In meiner Praxis wende ich die Neuraltherapie an in Kombination mit biologischen Medikamenten.

Injektion nach der Neuraltherapie mit Mischspritze:

- Aconitum-Homaccord, Gelsemium-Homaccord und Notakehl-D5: je 1 Ampulle
- Aconitum-D6-Tropfen von Ceres: täglich 3x2 Tropfen
- Gelsemium-Tropfen von Heel: täglich 3x15 Tropfen
- H-15Tabletten
- Vitamin-B-Komplex-Tabletten von Burgerstein: täglich 2 Tabletten zum Frühstück

- evtl. Sanierung der Störherde im Zahn-Kiefer-Bereich
- Sehr wichtig: möglichst keine Süssigkeiten konsumieren, dafür viel frisches Obst, Gemüse und Salate
- Bohnenkaffee, schwarzen und grünen Tee, Alkohol, Nikotin und andere Drogen meiden
- Stressbewältigung

ÜBERGEWICHT, FETTSUCHT (ADIPOSITAS) Die Folgekosten von Übergewicht belasten die Krankenkassenprämien jedes einzelnen Schweizers und jeder Schweizerin im Jahr mit 130 Franken. Um überhaupt festzustellen, ob Übergewicht oder Fettsucht besteht, sollte der unter der englischen Bezeichnung bekannte Body Mass Index (BMI) angewendet werden. Die Berechnung geht folgendermassen: Körpermasse in Kilogramm, geteilt durch die Körpergrösse in Meter im Quadrat. Ein BMI bis 25 gilt als normal, zwischen 25 bis 30 besteht Übergewicht, über 30 wird von Fettsucht geredet.

Ein Beispiel: Mann 1,80 m gross, Gewicht 88 kg.
88 : (1,80 x 1,80) = 27,16 = BMI 27 = Übergewicht

Übergewicht und Fettsucht nehmen weltweit zu, vor allem in den westlichen Ländern, auch in der Schweiz. Besteck und Gläser werden je länger je mehr zu zivilisierten Selbstmordwerkzeugen umfunktioniert. Noch vor hundert Jahren musste der Mensch sein Essen meist hart erarbeiten. Er träumte vom Schlaraffenland, viele haben es heute gefunden und als Lohn winken ihnen Herzinfarkt, Schlaganfall, Zuckerkrankheiten, Fettleber, Gicht und anderes mehr.

Heute können sich die meisten ein gutes Essen leisten, «man gönnt sich ja sonst nichts». Essen schmeckt gut, befriedigt die Sinne, beruhigt und kann gewisse Mängel ersetzen. Übergewicht ist in den meisten Fällen eine Energie-Bilanz-Störung. Die zu viel aufgenommenen Kalorien werden nicht durch Arbeit und Wärme verbraucht. Die Zivilisation trägt dazu bei, dass es zu einer Verwertungsstörung der Kalorien kommt: durch die sitzende Arbeitsweise, durch Maschinen, die Arbeiten verrichten, die früher der Mensch von Hand machen musste, oder durch Mobilität ohne Verbrauch eigener Kalorien.

Der Mensch möchte eigentlich viel essen, dies gehört zu seiner Natur. Wichtig dabei ist, was gegessen wird.

Wenn bereits Übergewicht besteht, sollte nicht mit Radikaldiät versucht werden die Kalorien wegzuhungern, denn der Körper reduziert nur den Grundumsatz, wartet bis die Hungersnot vorbei ist und füllt später seine Speicher wieder.

Wenn Gewicht reduziert werden soll, muss sich jedermann zuerst fragen: «Habe ich die psychische Stärke, längere Zeit konsequent eine Ernährungsumstellung durchzuhalten? Was möchte ich damit erreichen? Geht es mir lediglich darum, jemandem etwas zu beweisen oder möchte ich mich als Mensch verändern?» Problematisch und daher nicht zu empfehlen sind Diäten, bei denen nur ein einziges Nahrungsmittel konsumiert werden darf. Solche Diätformen können zu Mineralstoff- und Spurenelementenmängeln führen. Proteinreiche (eiweissreiche) Diäten können die Blutfettwerte erhöhen, die Nieren schädigen, den Dickdarm belasten und das Gleichgewicht der Mineralien im Blut empfindlich stören. Diese Diätform ist nicht zu empfehlen, da sie zu massiven Erkrankungen führen kann. Um Erfolg zu haben, sollte man sich Zeit geben, mindestens ein halbes Jahr. In dieser Zeit muss auf alle grossen Kalorienträger verzichtet werden:

- Süssgetränke
- Süssigkeiten wie Schokolade, Kuchen, Torten
- Fette haben am meisten Kalorien: Chips, alle fetten Fleische und Wurstwaren
- Milchprodukte: Rahm, Vollfettkäse
- Alkohol: Wein, Bier, Schnäpse

FETT ALS MASSIVER KALORIENTRÄGER

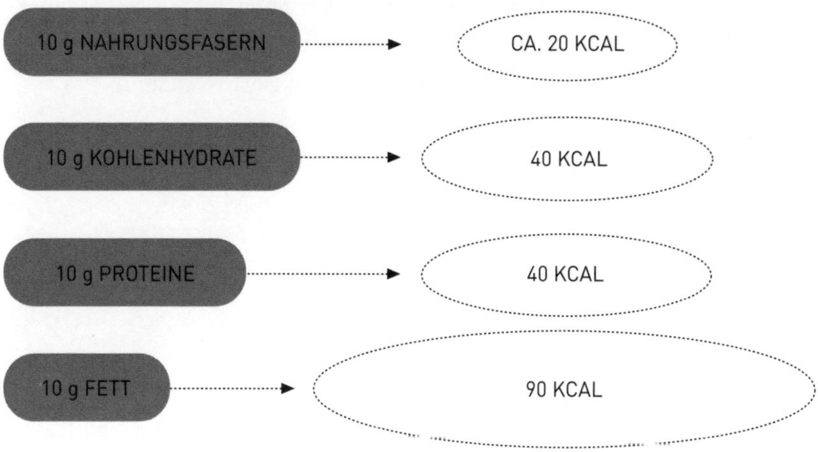

Zu bevorzugende Nahrungsmittel sind Salate, Gemüse, Früchte, Fisch und mageres Fleisch.

Im Körperfett kann sehr gut das eigene Selbst verborgen werden. Fehlende Liebe, Harmonie und Kreativität kann durch Essen kompensiert werden. In der Fettsucht wird versucht, sich gegen die Stürze und alles Ungemach im Leben zu polstern. Essen beruhigt, lenkt ab, Ängste werden mit Essen zugedeckt.

Das Abnehmen ist immer an einen psychischen Prozess gebunden; verändert dieser Prozess die Persönlichkeit, wird das Abnehmen zum dauerhaften Erfolg.

UNFRUCHTBARKEIT, FERTILITÄTSSTÖRUNG Als Erstes muss geklärt werden, ob organische Probleme bei Frau und Mann bestehen. Wenn schulmedizinisch organische Schäden ausgeschlossen werden können, sollten Frau und Mann auf Störfelder untersucht werden. Das können Narben oder wurzelbehandelte Zähne sein. Im Weiteren wird mit dem Dunkelfeld-Mikroskop das innere Milieu untersucht. Besteht Übereiweissung und Übersäuerung, muss durch Ernährungsumstellung und biologische Therapie das innere Milieu normalisiert werden.

Es ist auch abzuklären, ob Belastungen bestehen im Bereich:
- Elektrosmog
- Schlafplatz: Wasseradern oder geopathische Störfelder (Erdstrahlen)
- Schwermetallbelastung
- Stress

Für die Frau und den Mann gilt Folgendes:
- vitalstoffreiche Ernährung (mit wenig tierischen Eiweissen)
- wenig Alkohol und Kaffee
- kein Nikotin
- sportliche Betätigung
- kein Stress
- Ausleitungskur im Frühjahr und Herbst
- Vitamin-E-Kapseln 400 I.E.: täglich 1 Kapsel
- Zinkvital-Tabletten: täglich 2 Tabletten nachmittags

Zusätzlich:
Für die Frau:
- Vitamin-B-Komplex-Tabletten: täglich 2 Tabletten zum Frühstück

Für den Mann:
- Vitamin-C-Tabletten: täglich 1–2 g

Das Paar muss sich auch ernsthaft fragen, ob beiderseits der innige Wunsch auf Nachwuchs besteht und ob das Kind in ihrem Lebensablauf seinen Platz finden kann.

WADENKRÄMPFE Nächtliche Wadenkrämpfe sind unangenehm, aber ungefährlich. Die Ursachen sind schnell aufgezählt:

- Magnesiummangel
- Natriummagel: Natrium wird unter anderem zur Muskelentspannung benötigt. Durch starkes Schwitzen (Sport, Fieber) kann sich ein Natriummangel einstellen.
- Sauerstoffmangel infolge Durchblutungsstörungen in den Beinen
- Stauungen in den Beinvenen

THERAPIE Die Therapie besteht im Beseitigen der Ursachen.

VITAMINE Der Einfluss der Ernährung auf den gesamten Organismus ist ausserordentlich tiefgreifend. Dabei spielen die Kultivierung und die Behandlung der Pflanzen, die zur Ernährung dienen, eine wichtige Rolle. Eine Konservierung gleich welcher Art kann auf Dauer nicht wirklich das Leben erhalten. In der heutigen Zeit sind gewisse Kompromisse jedoch unumgänglich. Ein Lebensmittel muss aber, dass es dem Anspruch «Lebens»mittel genügt, dem Leben entstammen.

Der Mensch hat bekanntlich das Bestreben, die Natur zu verbessern, deshalb trennt man das Unnötige vom Erwünschten. Früher war man der Meinung, dass es nur auf den Energiegehalt und die verwertbaren Substanzen ankomme. So trennte man zum Beispiel beim Getreide oder Reis die unverdaulichen Bestandteile ab und war stolz auf schneeweisses Mehl bzw. Reis.

Plötzlich traten eigenartige Störungen auf wie Lähmungen und andere Nervenschädigungen, die man Beri-Beri nannte. Später merkte man, dass den Menschen etwas fehlte. Und das, was fehlte, war gerade in den Randschichten der Lebensmittel enthalten, die man grosszügig weggeworfen hatte. Die Suche nach dieser Substanz begann und man fand sie auch. Diese war chemisch ein Amin, das offenbar Träger des Lebens (Vita) war. So entstand der Name Vitamin als Inbegriff einer Lebenssubstanz, die der Mensch mit der Nahrung aufnehmen muss. Ausser diesem Vitamin B fand man noch andere Substanzen, die als Vitamine mit den Buchstaben des Alphabets bezeichnet wurden. Vitamine sind also Substanzen, die der Organismus nicht selber erzeugen kann und auf deren Zufuhr er von aussen angewiesen ist. Interessant in dieser Hinsicht ist, dass sich jeder Organismus unterschiedlich verhält. So können die meisten Tiere selbst Vitamin C herstellen. Der Mensch und das Meerschweinchen haben diese Fähigkeit aber nicht. Fehlt dem Menschen in der Nahrung Vitamin C, so tritt die Krankheit Skorbut auf, die sich besonders bei Seeleuten in alten Zeiten auf langen Reisen ohne frische Lebensmittel durch Blutungen, hochgradige Schwäche, Lockerung und Ausfallen der Zähne äusserte.

Wenn sich ein gesunder Mensch mit frischen Früchten, Gemüsen, Salaten und mässig tierischen Eiweissen ernährt, wird er kaum einen Vitaminmangel erleiden. Konsumiert er hingegen übermässig Alkohol und Nikotin, betreibt er zu viel Sport, ist er dauerndem Stress und Ärger ausgesetzt, kann sich mit der Zeit ein Mangel an gewissen Vitaminen bemerkbar machen. Die allfällige Zufuhr von Vitaminpräparaten sollte bedarfsorientiert sein und vom Fachmann durchgeführt werden.

WARZEN (VERRUCAE) Es gibt verschiedene Arten von Warzen: Vulgärwarzen, Dornwarzen, Alterswarzen, Pinselwarzen.

Die Vulgär- und Dornwarzen werden von Viren (Papillomaviren) verursacht. Demzufolge sind sie ansteckend. Unser Immunsystem ist ohne weiteres in der Lage, diese Viren unter Kontrolle zu halten. Bei inaktem Immunsystem muss nicht mit einer Ansteckung gerechnet werden. Wird das Immunsystem unterdrückt, vielleicht nur eine sehr kurze Zeit durch Ärger, Stress, Ekel, übermässigen Sport, kann eine Ansteckung erfolgen. Ist diese erfolgt, verursacht das Virus harmlose Hautverhornungen. Wenn Dornwarzen (auch Sohlenwarzen genannt) sich in der Fusssohle befinden, wachsen sie dornartig in die Tiefe und verursachen bei Druck Schmerzen. Diese Warzen sollten nicht mechanisch bearbeitet werden, weil damit nichts ausser einer Ausbreitung des Virus erreicht werden kann. Es gibt verschiedene Methoden, diese Warzen zum Verschwinden zu bringen:

- Knoblauch halbieren, mit Schnittfläche morgens und abends Warze bestreichen. Am nächsten Tag die andere Schnittfläche verwenden und Knoblauch wegwerfen. Durchführen, bis Warze verschwindet.
- Thuja-Urtinktur auf Warze tropfen und zusätzlich Thuja-Tropfen D 6 einnehmen: täglich 3x5 Tropfen auf Zunge
- Quentakehl-Tropfen: täglich 2x2 Tropfen auf Warze und 2x8 Tropfen auf Zunge einnehmen
- Nigersan-Tropfen auf Warze und zusätzlich täglich 10 Tropfen auf Zunge vor dem Schlafen

Das Immunsystem kann auf die Warze aufmerksam gemacht werden, indem man sich täglich mit der Warze beschäftigt. Man streicht über die Warze und sagt irgendeinen Spruch auf. Bei Kindern funktioniert das meist sehr gut. Bei den Erwachsenen kann das in der Regel nicht angewendet werden, da sie nicht an eine Wirkung glauben, aber auch durch Gedanken kann das Immunsystem unterdrückt werden.

Wichtig: Mit Dornwarzen an den Füssen geht man nicht ins Hallenbad, geht zu Hause nicht barfuss, legt keine fremden Schuhe und Socken an, denn die Mitmenschen möchten nicht angesteckt werden.

Alterswarzen kommen, wie der Name sagt, erst im höheren Alter vor. Sie werden nicht durch Viren verursacht und sind nicht ansteckend. Man findet sie im Gesicht, auf Brust und Rücken. Es sind hellbraune bis braunschwarze fettige, meist in grosser Zahl auftretende flache Neubildungen. In seltenen Fällen verursachen diese Warzen Juckreiz, auch ist eine bösartige Entartung selten. Sie müssen nicht behandelt werden.
Pinselwarzen kommen im Gesicht und am Hals vor, sind nicht ansteckend und sehen aus wie fadenförmige Wucherungen.

WASSER Der Mensch besteht zu 65 bis 70 Prozent aus Wasser. Ohne Wasser ist kein Leben möglich. Dem Wasser sollte deshalb unter allen Umständen viel mehr Beachtung geschenkt werden.

REGENWASSER Anhand des Regenwassers möchte ich versuchen aufzuzeigen, dass Wasser nicht einfach H_2O ist, sondern Informationsträger und Energiespeicher. Während Wassertropfen vom Himmel fallen, nehmen sie nicht nur immer mehr Sauerstoff, Stickstoff und andere Spurengase aus der Luft auf, sondern erzeugen gleichzeitig auch noch zunehmend intensivere bioelektrische und biomagnetische Felder. Dadurch werden sie mit einer gewissen Spannung (Lebenspotenzial) versehen, die sie schliesslich an die Pflanzen, auf die sie fallen, weitergeben. Sobald der Sauerstoff und die anderen zuvor gesammelten konzentrierten Gase den Erdboden erreichen oder auf Blattstrukturen auftreffen, werden sie absorbiert und verstärken im Zusammenspiel mit den verdichteten immateriellen Energien die Aktivitäten in allen Umwandlungs- und Wachstumsprozessen. Das ist der Grund, dass nach einem Regenschauer das Pflanzenwachstum sehr viel vitaler verläuft als bei künstlicher Bewässerung. Denn bei dieser unnatürlichen Methode ist die Fallstrecke des Wassertropfens sehr viel kürzer als beim Regen. Dieses künstlich versprühte Wasser hat keine Möglichkeit, die immateriellen Energien aus der Sonne aufzunehmen, die in etwa 4000 Metern Höhe vorhanden sind.

TRINKWASSER Das Körperwasser des Menschen ist immer mit Toxinen belastet, die entweder von aussen eindringen, oder aus dem körpereigenen Stoffwechsel, aber auch aus Entzündungsprozessen stammen. Aus diesem Grunde ist es sehr wichtig Wasser zu trinken, das möglichst frei ist von Verunreinigungen und Mineralien. Das unbelastete Trinkwasser kann aufgrund des Konzentrationsgefälles zwischen Körper- und Trinkwasser Schlackenstoffe und Toxine aus dem Körperwasser aufnehmen und so den Körper von seinen Toxinen befreien. Ist das

Trinkwasser aber selber schon verunreinigt, wird der Körper zusätzlich belastet.

HEILWASSER Wenn nun ein Heilwasser eine starke Mineralisierung aufweist, kann dieses Wasser aufgrund des fehlenden Konzentrationsgefälles zwischen Heil- und Körperwasser keine für den Körper ausleitenden Effekte haben. Demzufolge haben Heilwässer oder stille Wässer mit hohem Mineralstoffgehalt keinen positiven gesundheitlichen Wert. Wird aber ein solches Heilwasser direkt von der Quelle getrunken, kann es trotzdem eine stark heilende Wirkung haben. Die Heilwirkung ist nicht auf chemische Reaktionen zurückzuführen, sondern auf biophysikalische Wirkungen. Da Wasser wie gesagt Informations- und Energieträger ist, nimmt ein Wasser, welches lange Zeit im Erdinneren zirkulierte, verschiedene Frequenzen aus der Erdenergie auf. Diese im Wasser gespeicherten Frequenzen können in einem kranken Körper, wenn sie in Resonanz mit den betreffenden kranken Organzellen gehen, eine sehr gute Heilwirkung aufweisen.

LEITUNGSWASSER Wird aber ein derart gutes, mit Energie geladenes Wasser durch Metallrohre gepresst, verliert es zunehmend seine Wirkung und ist nach einer Transportstrecke von zirka 80 Metern ein energieloses Wasser.

Wenn behauptet wird, unser Leitungswasser sei ein einwandfreies Wasser, so stimmt das bezüglich des Einhaltens der gesetzlichen Richtwerte der chemischen Analysen. Wenn aber die gesetzlichen Grenzwerte der chemischen Verunreinigungen immer der Umweltsituation angepasst werden und zum Beispiel die Grenzwerte beim Nitrat bei 20 mg pro Liter liegen, ist das bedenklich. Wenn Wasser nur in seiner chemischen Zusammensetzung gesehen wird, sieht man an seinem eigentlichen Charakter vorbei. Der eigentliche Wert des Wassers ist seine grosse Speicherfähigkeit für Energie, ohne die ein Leben auf der Erde nicht möglich wäre. Durch die Denaturierung des Wassers durch den Transport in Metallrohren und der chemischen Aufbereitung verliert das Wasser seine Levitationskraft.

LEVITATIONSENERGIE Die Levitationsenergie ist eine der Gravitation entgegengesetzte, nach oben gerichtete Kraft, welche die Schwerkraft nicht nur aufhebt, sondern ihr entgegenwirkt. Wasser in einem natürlichen Bachlauf besitzt ungeheuere Kräfte, die entsprechend ihrer Wirkung als Saugkraft bezeichnet werden. Wasser ist ein polares Medium, das in sich den Gegenpol zur Gravitation trägt. Diese Saugwirkung wird als Levitationskraft bezeichnet. Die im Wasser enthaltende Levitationskraft ist bei Mensch und Tier für die Gesunderhaltung wichtig.

WASSER UND GESUNDHEIT Eine erwachsene Person sollte täglich zwei Liter Wasser trinken. Sportler oder Menschen, die stark schwitzen, dementsprechend mehr. Sehr oft stelle ich in meiner Praxis fest, dass Menschen, weil sie zu wenig trinken, krank sind. Wenn sie ein gutes Wasser mit wenig Mineralien und ohne Kohlensäure trinken, hat der Körper die Möglichkeit Schlacken und Giftstoffe auszuleiten. Wenn dem Körper diese Ausleitung nicht ermöglicht wird, lagern sich die ausleitungsfähigen Stoffe ab, es kann zu Migräne, Gelenkschmerzen, Sehnenentzündungen, Schleimbeutelentzündungen usw. kommen. Das einzig richtige Getränk für den Menschen ist Wasser. Der moderne Mensch begnügt sich nicht mehr, nur mit Wasser seinen Durst zu stillen. Der Markt bietet eine grosse Auswahl an Getränken an. Eistee, Cola und andere Süssgetränke werden in grosser Menge getrunken. Diese Flüssigkeiten, die bereits mit Nährstoffen und Salzen gesättigt sind, können die Aufgabe der Durststillung nicht erfüllen. Sie erzeugen sogar Durst, je nach Konzentration mehr oder weniger.

WEISSFLECKENKRANKHEIT (VITILIGO) Bei der Vitiligo handelt es sich um eine Pigmentstörung, die als unheilbar angesehen wird. Die Ursache ist unbekannt. Es sollte aber auf Schwermetall-, insbesondere Arsenbelastung, geachtet werden.

THERAPIE

- vitalstoffreiche Ernährung ohne tierische Eiweisse, mit viel Frischkost
- Folsäure (ein Mangel an Para-Aminobenzoesäure kann eine Ursache sein)
- Nigersan-Tabletten: täglich 2 Tabletten vor dem Schlafen
- Utilin-S-Kapseln: 2 Kapseln wöchentlich 2 Stunden vor dem Frühstück

WETTER Die Menschen klagen oft über ihre Wetterfühligkeit. Leute, die nicht unter den Auswirkungen des Wetters leiden, stellen die Möglichkeit der Wetterfühligkeit in Abrede. Alles nur Einbildung, meinen sie. Auch wenn es Menschen gibt, die offensichtlich nicht auf das Wetter reagieren, so ist es eine Tatsache, dass alle Lebewesen vom Wetter beeinflusst werden. Eine Wetterfront ist von mehreren elektrischen Phänomenen begleitet. So gibt es elektromagnetische Impulse durch Luftmassenverschiebungen an der Grenze von warmer und kalter Luft. Auch die Ionisierung, also die Konzentration elektrisch geladener Luftteilchen, wird vom Wetter beeinflusst.

Der Föhn in der Schweiz ist sehr gut bekannt. Er ist ein Fallwind an den Bergen und durch die Reibung der Luftmassen können folgende unterschiedliche Befindlichkeitsstörungen auftreten:
- Kopfschmerzen/Migräne
- Schlafstörungen
- Thrombosen
- Unwohlsein

- Herzbeschwerden
- vermehrtes Risiko für Arbeitsunfälle, aber auch Verkehrsunfälle
- erhöhte Suizidrate

Die Bise ist ein Nord(Ost)-Wind, der kalte und trockene kontinentale Luftmassen nach Mitteleuropa bläst. Die kalte Luft schiebt sich unter die warme Luft und so entstehen Reibungen der beiden Luftmassen, die zu elektrischen Impulsen führen, die ebenfalls zu gesundheitlichen Störungen führen können:
- Asthma bronchiale
- Bronchitis
- Depressionen
- Kopfschmerzen

Es wurde festgestellt, dass wenn Wetterfronten aufeinander stossen, es zu 30 bis 40 Prozent mehr Unfällen kommt. Das Wechseln des Wetters birgt nicht nur ein erhöhtes Risiko für Unfälle, sondern alle möglichen gesundheitlichen Störungen können auftreten, insbesondere:
- Blutungen
- Kopfschmerzen
- Phantomschmerzen

Die Konzentration elektrisch geladener Teile, also die Ionisierung ist ebenfalls wetterabhängig. Bei schönem Wetter, aber auch nach Regen hat es vermehrt negativ geladene Ionen (Anionen). Die meisten Menschen fühlen sich dabei wohler.

Bei schlechtem Wetter kommen vermehrt positiv geladene Ionen (Kationen) vor, diese können sich mit den roten Blutkörperchen verbinden, die Sauerstoffaufnahme wird beeinflusst, die meisten Menschen fühlen sich nicht mehr so wohl.

WIRTSCHAFTLICHKEIT DER MEDIZIN Alle, von den Krankenkassenverantwortlichen bis zu den Politikern im Bundeshaus in Bern, beschäftigen sich mit der Wirtschaftlichkeit der Medizin und führen alljährlich dieselben Diskussionen über die erneuten Aufschläge bei den Krankenkassenprämien. All diese Diskussionen bewirken nie etwas, solange sie sich in diesem starren System bewegen. Die Krankenkassen und die Politiker haben Angst, diesen starren Rahmen zu verlassen und frei für Innovationen zu sein. Neue Orientierungen im Denken und Handeln würden das jetzige System in Frage stellen und damit bedrohen. Die Entscheidungsträger in Medizin, Gesellschaft und Politik versprechen immer ihr Möglichstes zu tun, um die Kostenexplosion in den Griff zu bekommen, aber in Tat und Wahrheit bauen sie nur immer ihre Machtstellungen aus.

Die Medizin und die Pharmaindustrie drücken den Behörden, aber auch den Krankenkassen ihr eigenes Gepräge auf. Es geht nicht um die Wirtschaftlichkeit der Medizin, sondern um das Geschäft mit der Medizin – um Profitmaximierung durch Erweiterung des Marktes und damit um eine Steigerung des Konsums. Auch bei der Wirtschaftlichkeit wird symptomorientiert korrigiert statt ursächlich. Sie wird somit nie erhöht werden können, weil das Interesse daran fehlt.

In der Politik ist man sich der Problematik sehr bewusst. Die Politiker sind die Entscheidungsträger, nicht aber gleichzeitig die Fachpersonen. Unsere Bundesregierung muss sich auf die Fachinformationen abstützen können. Wenn zum Beispiel ein Bundesrat oder eine Bundesrätin Entscheidungen bezüglich des Heilmittelgesetzes treffen muss, so wird er oder sie von den Vertretern der Pharmaindustrie beraten, die wiederum nur ihre eigenen Interessen wahrnehmen. Aus dieser Situation heraus wird dann eine einzigartige bundesrätliche Alibiübung in der Kartause Ittingen abgehalten, um dem Volk vorzutäuschen, es würden Entscheide zum Wohl des Volkes gefällt. Auch in der Klausur wurde nur die Schulmedizin als alleiniger Leistungsträger zur Volksgesundheit gesehen. Man entschied, den jungen Ärzten ohne Bedarfsnachweis das

Eröffnen einer Praxis zu untersagen. Was soll diese Entscheidung zur Kostensenkung beitragen?

Das starre Denkschema der Medizin muss verschwinden und die Fragestellung muss lauten: «Wie ist es möglich, die Kosten im Gesundheitswesen zu senken?» Eine Fokussierung auf die Medizin fällt dabei weg. Denn solange sich die Medizin wohlbehütet in ihrem wissenschaftlichen Elfenbeinturm aufhält und alles, was sich ausserhalb davon befindet und sich mit der Heilung von Kranken beschäftigt, als unwissenschaftlich ablehnt, wird sich nichts verändern. Die Medizin wird ihr materiell-chemisches Denkmuster nicht freiwillig verlassen. Alles, was sich nicht in den engen Grenzen der Wissenschaft bewegt, gilt als unseriös, weil es nicht wissenschaftlich überprüfbar ist. Es kann demzufolge nicht erwartet werden, dass sich das starre medizinische Denken verändert ohne Druck von der Bevölkerung und der Politik.

Es wird bewusst der öffentlichen Wahrnehmung vorenthalten, dass es möglich wäre, sich von der Medizin weg auf eine Ganzheitliche naturgemässe Therapieform hin zu bewegen. Bis jetzt ist es immer noch so, dass wenn tatsächliche kostengünstige Heilerfolge erzielt worden sind, massive Unterdrückungsmassnahmen eingesetzt werden, um den medizinischen Prinzipien gerecht zu werden. Was nicht sein darf, kann nicht sein.

Vergleichbar mit den medizinischen Therapien, wo lediglich Symptome unterdrückt werden, werden diejenigen unterdrückt, die ihre Prinzipien anzweifeln und ihnen Widerstand entgegensetzen. Damit dreht sich nicht nur die Kostenspirale unaufhörlich weiter, ebenso wird die Volksgesundheit durch die Profitmaximierung aufs Spiel gesetzt. Die Kostensteigerungen in den letzten 20 Jahren sind auch auf die zunehmende Technisierung der Medizin zurückzuführen. Es kann nichts gegen die Modernisierung eingewendet werden, es sollten aber gleichzeitig immer Kosten-Nutzen-Analysen durchgeführt werden. Die Technisierung darf nicht nur mehr kosten, sondern sie sollte auch dem kranken Menschen mehr nützen. Es geht aber meistens lediglich ums Prestige der einzelnen Spitäler. Obwohl einerseits immer mehr Geld für Diagnosen und Therapien ausgegeben wird, gibt es andererseits immer mehr chronisch kranke Menschen. Ein gewaltiger Widerspruch, den sich die Medizin, die Politik und die gesamte Gesellschaft leistet.

WUNDROSE (ERYSIPEL) Über eine Hautverletzung entsteht durch eine Streptokokkeninfektion eine über die Lymphwege zur Ausbreitung neigende Entzündung der Haut.

Es tritt Schüttelfrost und hohes Fieber auf. Die Wundrose zeigt sich als eine scharf begrenzte, schmerzhafte, ödematöse Rötung, oft mit Bläschen oder Blasen. Die Wundrose neigt zu Rückfällen, aber in der Regel sind diese weniger heftig und ohne hohes Fieber.

Eine Wundrose kann sehr gut mit biologischen Medikamenten behandelt werden.

THERAPIE
- Belladonna-D6-Tropfen: täglich 3x10 Tropfen
- Notakehl-Tropfen: täglich 2x10 Tropfen
- Latensin-Kapseln: wöchentlich 1 Kapsel 2 Stunden vor dem Frühstück
- Utilin-Kapsel: wöchentlich 1 Kapsel 2 Stunden vor dem Frühstück
- wenn nötig: Injektionen in die Haut mit Arnica, Notakehl, ev. Sanukehl Strep.

WÜRMER

MADENWÜRMER (OXYUREN) Madenwürmer sind sehr ansteckend, da ein Wurmweibchen über 20000 Eier legen kann. Diese Würmchen legen ihre Eier meist nachts rings um den Darmausgang des befallenen Menschen. Da dieser Wurmbefall zu Juckreiz am Darmausgang führt, kratzen sich die betroffenen Menschen, meist Kinder. Dadurch geraten die Wurmeier unter die Fingernägel.

THERAPIE Es muss versucht werden, die Kinder am Kratzen zu hindern, indem eng anliegende Höschen angezogen werden. Zur besseren Hygiene sind zusätzlich die Fingernägel der Kinder kurz zu schneiden. Ist ein Kind in der Familie von Madenwürmern befallen, rate ich der gesamten Familie zu einer Wurmkur.

In meiner Praxis gebe ich eine klösterliche Wurmkur ab, die gut wirksam ist.

- oder Cina D4: täglich: 3x5 Tropfen, Tonacet-Heel-Tropfen: 3x10 Tropfen

Zwei weitere Therapievarianten:

- Zwiebelwasser trinken
- Klistier mit 1 Teelöffel Weinessig auf 2 Esslöffel Wasser. Madenwürmer können für nächtliches Bettnässen mitverantwortlich sein.

ZECKENBISSE (BORRELIOSE) Die Zecken, auch Holzböcke genannt, sind äusserst klein und doch haben die meisten Menschen eine grosse Angst vor diesen Blutsaugern. Tatsächlich braucht die Zecke Blut, um sich fortzupflanzen und um zu überleben. Sie ist nicht wählerisch, sondern saugt dort Blut, wo sie es bekommt, nämlich von Mensch und Tier. Zecken können beim Blutsaugen Krankheiten übertragen. Die bekannteste Krankheit ist die Frühsommer-Hirnhautentzündung (FSME). Viren, die über den Zeckenbiss übertragen werden, lösen diese grippeähnliche Krankheit, die von starkem Kopfweh begleitet wird, aus. Gegen diese FSME hat die Impfindustrie eine Schutzimpfung entwickelt. Da aber weniger als 0,1 Prozent der Zecken mit dem Virus infiziert sind, rate ich von einer Impfung ab.

Der Bevölkerung wird unnötig Angst gemacht, nur um die Impfungen zu verkaufen. Dabei wird aber wissentlich verschwiegen, dass es gegen die viel häufigere und heimtückischere Borreliose keine Impfung gibt. Die Borreliose wird durch Bakterien ausgelöst. Am Ort des Zeckenbisses gibt es meist eine kreisförmige gegen aussen hellere Hautrötung. Gleichzeitig kann es zu Fieber, Kopf- und Gelenkschmerzen kommen. Die Borreliose kann einen chronischen Verlauf nehmen, mit Befall von Gelenken, Herz und Nervensystem. Das Risiko, durch einen Zeckenbiss an einer der beiden Krankheiten zu erkranken, ist äusserst gering. Trotzdem, wenn Sie sich im Wald aufgehalten haben, suchen Sie den Körper nach Zecken ab. Sollten Sie eine Zecke in Ihrer Haut finden, greifen Sie mit einer Pinzette die Zecke nahe an ihrem Kopf und ziehen Sie die Zecke langsam heraus.

THERAPIE Die Borreliose wird schulmedizinisch mit Antibiotika therapiert. Es gibt aber eine nebenwirkungsfreie biologische Therapie mit den gleich guten Heilungschancen. Die FSME ist eine Viruserkrankung und kann schulmedizinisch nicht mit Antibiotika therapiert werden, es werden meist schmerzstillende Medikamente eingesetzt. In Ergänzung zu dieser Therapie muss biologisch ganzheitlich mittherapiert werden. Eine Virustherapie und vor allem der Aufbau des Immunsystems ist erforderlich.

ZÖLIAKIE

Zöliakie ist eine Zivilisationskrankheit, bei der es zu einer ernährungsbedingten Degeneration der Darmzotten kommt. Das Klebereiweiss Gluten kann nicht verdaut werden und führt zu häufigen wässerigen Durchfällen. Die Patienten klagen über Blähungen und starken Gewichtsverlust. Bereits im 19. Jahrhundert wurde erkannt, dass bei dieser Erkrankung der Verzehr von Auszugsmehlen im Verdauungstrakt zu Störungen führt.

Die Zöliakie kann heilbar sein, wenn eine strikte Ernährungsumstellung eingehalten wird und eine biologische Therapie in Kombination mit der orthomolekularen Medizin angewendet wird.

THERAPIE

Verboten:
- sämtliche tierischen Eiweisse (Fleisch, Wurst, Milchprodukte, Eier)
- Auszugsmehle (sämtliche weisse Mehle)
- Fabrikzucker
- Fruchtsäfte
- glutenhaltiges Getreide
- allgemein Fertignahrung

Erlaubt:
- Glutenfreies Getreide: Buchweizen, Hirse, Reis, Mais
- Salate, Gemüse, Obst; anfänglich eine Frischkosternährung bringt die grössten Erfolge.

Substitution:
- Calcium
- Vitamin E
- Vitamin A
- Vitamin D
- Sanukehl-Salm-Tropfen: täglich 2x8 Tropfen
- Sanierungen von Schwermetallbelastungen
- Stress-Bewältigung

ZUCKER Wie ich bei den Vitaminen bereits geschrieben habe, hat der Mensch das Bestreben die Natur zu verbessern. So hat er auch bei den süssen Lebensmitteln versucht, die Süssigkeit zu konzentrieren, indem er alles Nichtsüsse entfernte. So entstand ein zu 99,97 Prozent reiner Fabrikzucker, der in grossen Mengen billig zur Verfügung steht.

Dass eine derart konzentrierte und isolierte Substanz nicht mehr Träger des Lebens sein kann, sondern höchstens einen kleinen Ausschnitt des Lebens bewahrt hat, ist verständlich. Tatsächlich enthält auch Zucker diesen kleinen Ausschnitt noch, aber dieser ist nicht mehr Leben, das Vielseitigkeit benötigt, sondern nur noch Energie.

Ich lese und höre immer wieder, der Mensch habe ein angeborenes Bedürfnis nach Zucker. Das ist eine Vortäuschung falscher Tatsachen. Es wird versucht, dem Konsumenten klar zu machen, er dürfe und solle Zucker konsumieren. Die Werbung verspricht einen Kraftgewinn vom Zucker, das ist aber eine Illusion. Das zeigt sich darin, dass die Wirkung bereits nach einigen Stunden nachlässt, es kommt sogar zu einer reaktiven Unterzuckerung des Blutes, die der Mensch wieder als Müdigkeit empfindet. Also greift der moderne, mittels Werbung informierte Mensch wieder auf das Hilfsmittel Zucker zurück. Auf diese Weise entsteht ein Zuckerbedürfnis, ein Teufelskreis, in dem viele Menschen gefangen sind und sich ohne Hilfe kaum mehr daraus befreien können.

Fabrikzucker ist eine tote Substanz, die in konzentrierter Form sogar tötet. Deshalb kann man mit Zucker konservieren, denn die Hefen, die für die Gärung nötig sind, können im Zucker nicht leben. Und Zucker hat eine kristalline Struktur, ist eigentlich ein Kristall. Kristalle sind typische Repräsentanten der toten Welt.

Zucker ist zudem ein Vitamin-B-Räuber, denn für die Verarbeitung von Fabrikzucker braucht der Körper Vitamin B, das der Zucker nicht mitbringt. Unser Nervensystem ist auf genügend Vitamin B (Thiamin B1 und Pyridoxin B6) angewiesen; wird nun durch einen dauernden hohen Zuckerkonsum das Vitamin B verbraucht, entstehen Störungen im Nervensystem.

ZYSTEN Zysten sind mit Flüssigkeit gefüllte Hohlräume. Sie sind meist Versuche des Körpers, Toxine auszuleiten. Anstelle der operativen Entfernung sollte die körpereigene Reaktion unterstützt werden, damit der Körper sein Ziel, also die Entgiftung, erreichen kann.

Zysten sind in der Regel sehr gut mit einer Ausleitungskur zu beeinflussen. Unterstützend wirkt:

- Apis D3 oral: täglich 3x10 Tropfen und evtl. als Injektion
- Lachesis als Lymphmittel
- Galium-Tropfen: täglich 3x15 Tropfen

SCHLUSSGEDANKEN Ich habe dieses Buch geschrieben aus dem Bedürfnis, den kranken Menschen mittels der Ganzheitlichen biologischen Medizin zu helfen. Je länger ich mich mit dem Buch beschäftigte, umso stärker wurde das Verlangen nach Aufklärung für mehr Menschlichkeit und Gerechtigkeit.

Es ist erschreckend mitanzusehen, wie sich die gesellschaftlich bestimmenden Kräfte nicht mehr der Ethik verpflichtet fühlen. Wenn sich heute jemand für moralisch-gesellschaftliche Grundsätze einsetzt, wird er als sentimentaler Spinner angesehen. Ich finde es skandalös, wenn mir zum Beispiel ein Verantwortlicher einer kantonalen Umweltschutzbehörde locker sagt: «Wissen Sie, die moderne Technik fordert nun mal ihre Opfer in der Bevölkerung, ob einer mehr oder weniger stirbt, ist unbedeutend.» Eine dermassen Menschen verachtende Aussage ist unerträglich. In der Regel wird heute aber sehr viel subtiler vorgegangen. Es werden Gesetze auf Bundesebene zum Schutz von Mensch und Tier verabschiedet, die aber nur der Industrie, dem technisch Machbaren dienen. Es wird alles der Profitmaximierung und der Markterweiterung untergeordnet. Achtung vor der Natur und dem einzelnen menschlichen Individuum ist angeblich Bestandteil von gesetzlichen Richtlinien, oft aber ist alles nur politische Schaumschlägerei.

Die Bevölkerung wird zum Spielball der Industrie. Es werden rücksichtslos bedenkliche Substanzen in der Nahrungsmittelindustrie eingesetzt, Medikamente mit bekannten Nebenwirkungen verschrieben, Mobilfunkantennen massenhaft vor die Wohnhäuser gestellt, alles angeblich zum Wohl der Menschen. Überall werden die gesetzlichen Richtlinien eingehalten, die zum Wohl der Menschen von der Politik festgesetzt wurden.

Die ökologischen und sozialpolitischen Probleme werden chaotische Ausmasse annehmen. Es ist bereits seit langem sichtbar, dass die zunehmenden Kostensteigerungen im Gesundheitswesen nicht nur auf die Fehlentwicklung in der Medizin zurückzuführen sind, sondern auf die rücksichtslose Technisierung unserer gesamten Umwelt. Die Menschen verachtende Grundhaltung der Wirtschaft und der Politik ist das ursächliche Übel. Arbeitsplätze werden abgebaut, Löhne gekürzt, giftige Lebensmittel verkauft, die Menschen Tag und Nacht mit Mikrowellen bestrahlt, täglich nur negative Pressemitteilungen veröffentlicht, das individuelle Bedürfnis für Konsum aller Art unterschwellig gefördert.

In dieser Situation müssen Menschen leben, die einen zunehmenden Kampf ums Überleben führen. Das Traurige dabei ist, dass die meisten nichts von der Tragweite ihres Tuns merken. Aber alle wundern sich, dass die Krankheiten zunehmen, dass es Krankheiten gibt, die es früher überhaupt nicht gab, dass es immer mehr auch junge Menschen gibt, die unter Krankheiten leiden.

Dass die Ausgaben im Krankheitswesen (offiziell Gesundheitswesen) stetig steigen, ist unter anderem auf die Tatsache zurückzuführen, dass die Menschen nicht als seelisch-geistige Wesen ganzheitlich betrachtet werden, sondern wie Maschinen in einer Fabrik, die so lange wie möglich voll eingesetzt werden. Tritt ein Defekt ein, werden die einzelnen Bestandteile ausgewechselt oder aber die gesamte Maschine ausser Betrieb genommen (entsorgt).

Sind erst einmal die ethischen Schranken durchbrochen, kennt der Politiker oder der Wirtschaftsverantwortliche keine Grenzen mehr. Es wird ohne Rücksichtnahme alles unternommen, um die Habgier zu befriedigen.

Ich bin mir bewusst, dass ich diese gesellschaftliche Entwicklung nicht bremsen kann. Was ich aber kann, ist zu versuchen, in den einzelnen Menschen ein neues Bewusstsein zu fördern. Wenn der Einzelne den Sinn einer Krankheit, den Sinn der Politik, den Sinn der Wirtschaft, den Sinn seines Daseins erkennt, erlebt er eine geistig-seelische Weiterentwicklung, die ihm ermöglicht, dieser gesellschaftspolitischen Fehlentwicklung zu trotzen und dabei gesund zu bleiben.

STICHWORTVERZEICHNIS